Biomarcadores em Cardiologia

Biomarcadores em Cardiologia

CARLOS EDUARDO DOS SANTOS FERREIRA

Médico Especialista em Patologia Clínica/Medicina e Laboratorial.
Especialista em Clínica Médica pela AMB.
Mestre em Medicina pela EPM-UNIFESP.
MBA pelo INSPER/HIAE – Hospital Israelita Albert Einstein.
Coordenador Médico do Departamento de Química Clínica do Laboratório Clínico da Medicina Diagnóstica Albert Einstein.
Coordenador Médico do Setor de Bioquímica Clínica do Laboratório Central do Hospital São Paulo – EPM-UNIFESP.

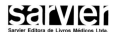
Sarvier Editora de Livros Médicos Ltda.

SÉRIE BIOMARCADORES NA PRÁTICA CLÍNICA

Biomarcadores em Cardiologia
Carlos Eduardo dos Santos Ferreira
Sarvier, 1ª edição, 2012

Projeto Gráfico/Capa
CLR Balieiro Editores

Revisão
Maria Ofélia da Costa

Impressão e Acabamento
Brasilform Editora e Indústria Gráfica

Direitos Reservados
Nenhuma parte pode ser duplicada ou
reproduzida sem expressa autorização do Editor.

sarvier
Sarvier Editora de Livros Médicos Ltda.
Rua dos Chanés 320 – Indianópolis
04087-031 – São Paulo – Brasil
Telefax (11) 5093-6966
sarvier@sarvier.com.br
www.sarvier.com.br

Dados Internacionais de Catalogação na Publicação (CIP)
(Câmara Brasileira do Livro, SP, Brasil)

Ferreira, Carlos Eduardo dos Santos
  Biomarcadores em cardiologia / Carlos Eduardo
dos Santos Ferreira. -- São Paulo : SARVIER,
2012. -- (Série biomarcadores na prática clínica)

  Vários colaboradores.
  Bibliografia
  ISBN 978-85-7378-228-8

  1. Biomarcadores 2. Cardiologia I. Título.
II. Série.

12-05699	CDD-616.12 NLM-WG 100

Índices para catálogo sistemático:
1. Biomarcadores em cardiologia : Medicina   616.12

Colaboradores

Abrão Abuhab
Doutorando em Cardiologia pela FMUSP. Médico Cardiologista.

Antonia Maria Oliveira Machado
Diretora Técnica do Laboratório Central do Hospital São Paulo – UNIFESP. Professora Afiliada do Departamento de Medicina da UNIFESP.

Bruno Sampaio Saba
Cardiologista do Instituto Dante Pazzanese de Cardiologia. Especialista em Biologia Molecular pelo Instituto Dante Pazzanese de Cardiologia.

Carolina C. Gonzaga
Médica da Seção de Hipertensão Arterial e Nefrologia do Instituto Dante Pazzanese de Cardiologia.

Carolina Kassab Wroclawski
Especialista em Hematologia e Hemoterapia pela Sociedade Beneficiente Israelita Albert Einstein. Hematologista Clínica do Centro de Hematologia de São Paulo. Assistente da Disciplina de Oncologia e Hematologia da Faculdade de Medicina do ABC.

Celso Amodeo
Chefe da Seção de Hipertensão Arterial e Nefrologia do Instituto Dante Pazzanese de Cardiologia.

Cláudia F. Gravina
Doutora em Cardiologia pela Faculdade de Medicina da USP. *Post-Doctoral Research Fellow*, Emory University, Atlanta, USA. Médica Assistente da Seção de Cardiogeriatria do Instituto Dante Pazzanese de Cardiologia.

Francisco Antonio Helfenstein Fonseca
Professor Afiliado, Livre-Docente em Cardiologia, Universidade Federal de São Paulo, São Paulo, SP, Brasil.

João Carlos de Campos Guerra
Especialista em Hematologia pela UNIFESP/EPM. Especialista em Hematologia pela Associação Brasileira de Hematologia e Hemoterapia – ABHH/AMB. Especialista em Patologia Clínica pela Sociedade Brasileira de Patologia Clínica – SBPC/AMB. Pós-Graduando, Nível Doutorado, Universidade de São Paulo – USP. Médico Hematologista do Departamento de Patologia Clínica, Responsável pelo Setor de Técnicas Especiais em Coagulação, Hospital Israelita Albert Einstein – HIAE. Médico do Programa de Hematologia e Transplante de Medula Óssea, HIAE. Membro da Diretoria Executiva do Centro de Hematologia de São Paulo – CHSP.

Luciano Monte Alegre Forlenza
Médico da Unidade de Pronto Atendimento do Hospital Israelita Albert Einstein. Coordenador do Projeto de Dor Torácica do Hospital Israelita Albert Einstein.

Marcelo Bertolami
Doutor em Cardiologia pela Faculdade de Medicina da USP. Diretor Científico do Instituto Dante Pazzanese de Cardiologia.

Marcelo Ferraz Sampaio
Cardiologista do Instituto Dante Pazzanese de Cardiologia. Doutor em Ciências pela Universidade de São Paulo – USP. Chefe do Laboratório de Biologia Molecular do Instituto Dante Pazzanese de Cardiologia. Vice-Diretor Clínico do Hospital Alemão Oswaldo Cruz.

Marcelo Katz
Doutor em Cardiologia pela FMUSP. Médico Cardiologista do CTI-A, HIAE.

Márcio G. Sousa
Médico da Seção de Hipertensão Arterial e Nefrologia do Instituto Dante Pazzanese de Cardiologia.

Maria Cristina de Oliveira Izar
Professora Afiliada, Livre-Docente em Cardiologia, Universidade Federal de São Paulo, São Paulo, SP, Brasil.

Raquel Melchior Roman
Médica Cardiologista e Ecocardiografista do Hospital São Vicente de Paula, Passo Fundo – RS. Mestre em Cardiologia pela Universidade Federal do Rio Grande do Sul – UFRGS.

Dedicatória

À **Vida**, pois sem Ela não estaríamos aqui.

Agradecimentos

A toda minha família:

Pai : **Carlos Alberto (CABÉ)** *in memorian*. Grande pai, trabalhador e incentivador da minha educação.

Mãe: **Terezinha (Vovó Tetê)** – Carinho, amor e berço.

Irmãos: **Fabiano** – Parceiro... Muitos ensinamentos.
Cris – Foco e superação.

Filhos, a corda e a caçamba: **Marina** – determinada.
Bernardo – criativo.

Esposa: **Milene** – Amor da minha vida, para toda a vida!

Prefácio

A alta velocidade com que as ciências da saúde tem-se desenvolvido nas últimas décadas produz ambiguidades sobre as quais precisamos refletir cuidadosamente. Por um lado, estamos seguros, pois parece que dominamos o código genético, desvendamos seus mais recônditos segredos, criamos e controlamos a vida. Numa outra perspectiva, uma sensação de insegurança nos invade, ao pressentirmos que, a cada dia, nossos conhecimentos, mesmo em nossa área específica de atuação, são postos em xeque. É elevado o risco de que nossos mais firmes conceitos tenham se tornado obsoletos, literalmente, da noite para o dia, com a publicação dos resultados de alguma nova pesquisa.

A rapidez com que as descobertas básicas se tornam ferramentas práticas do diagnóstico só se compara com a rapidez com que estas mesmas ferramentas são substituídas por novas e mais potentes.

É cada vez mais difícil acompanharmos a "modernização" dos recursos diagnósticos que são postos à nossa disposição e, mais complicado ainda, é avaliarmos, criteriosamente, a real utilidade de cada um deles considerando que, somados às novidades metodológicas, outros fatores, algumas vezes imponderáveis, participam do jogo. A rapidez com que as informações circulam, os elevados valores da pesquisa científica, a pressão do mercado, o alcance da mídia fazem com que verdades sejam criadas e destruídas em muito pouco tempo.

Mesmo os especialistas precisam de informações seguras e confiáveis, atuais e confirmadas.

Por esta razão, alegra-nos saber que teremos, em breve, a série **Biomarcadores na prática clínica**, tendo como volume inicial **Biomarcadores em cardiologia**, escrito pelo Carlos Eduardo dos Santos Ferreira.

Parabéns ao autor e à Editora Sarvier que aceitaram este desafio e nos brindam com mais esta obra que certamente se tornará uma referência. Temos plena convicção de que este, e os próximos volumes da série, contribuirão para nossa atualização em cada um dos temas abordados.

Adagmar Andriolo
Professor Livre-Docente
da Escola Paulista de Medicina –
Universidade Federal de São Paulo

Conteúdo

Apresentação 1
    CARLOS EDUARDO DOS SANTOS FERREIRA

1. Troponinas 5
    CARLOS EDUARDO DOS SANTOS FERREIRA
    LUCIANO MONTE ALEGRE FORLENZA

Biologia 5
Liberação das troponinas após dano miocárdico....... 7
Características dos ensaios disponíveis
comercialmente e futuros ensaios 7
Aplicações nas síndromes coronarianas agudas........ 10
    Papel no diagnóstico do IAM.............................. 11
    Papel na identificação de lesão miocárdica
    reversível 14
    Papel na avaliação do tamanho do IAM, da
    reperfusão e do reinfarto.................................... 15
    Papel na avaliação do prognóstico nas
    síndromes coronarianas agudas 15
    Papel na decisão da estratégia terapêutica nas
    síndromes coronarianas agudas sem elevação
    do segmento ST 16
    Uso em pacientes com insuficiência renal........... 17
    Uso após procedimentos coronarianos
    percutâneos e cirurgias cardíacas 19
    Diagnóstico diferencial: elevações das
    troponinas não relacionadas à trombose
    coronariana 19

Aplicações na insuficiência cardíaca............................ 20
Mecanismos de dano miocárdico na
insuficiência cardíaca... 21
Papel na insuficiência cardíaca 22
Recomendações atuais para o uso das
troponinas na insuficiência cardíaca 24
Outras aplicações clínicas.. 25

2. Peptídios Natriuréticos... 27
ABRÃO ABUHAB
MARCELO KATZ

Aplicabilidade... 30
Marcador de risco cardiovascular.................................. 31
Insuficiência cardíaca 32
Valvopatias 33
Métodos para dosar peptídios natriuréticos................ 34

3. Proteína C-Reativa... 37
FRANCISCO ANTONIO HELFENSTEIN FONSECA
MARIA CRISTINA DE OLIVEIRA IZAR

Valor da proteína C-reativa na estratificação do
risco cardiovascular.. 37
Inflamação na fisiopatologia da aterosclerose............ 38
Proteína C-reativa na prevenção primária e
secundária... 39
JUPITER desenho e objetivos 41
Relação entre eventos cardiovasculares e níveis
de LDL-c e PCRas 43
Prevenção do tromboembolismo........................... 44
Considerações finais... 44
Devemos nos mover para dois alvos na
prevenção de eventos cardiovasculares?.............. 46
As dosagens repetidas de PCRas são muito
variáveis?... 46
Quais os métodos são referendados para
dosagem da PCRas?... 47

4. Lipídios e Lipoproteínas 53
MARIA CRISTINA DE OLIVEIRA IZAR
FRANCISCO ANTONIO HELFENSTEIN FONSECA

Definição e classificação.. 53
Dosagens laboratoriais de lipídios e
apolipoproteínas 56
    Lipídios... 56
    Apolipoproteínas 57
Lipídios e apolipoproteínas como marcadores de
risco e metas terapêuticas.. 57

5. Mieloperoxidase em Cardiologia 63
RAQUEL MELCHIOR ROMAN

Definição 63
Mieloperoxidase na patogênese da aterosclerose 64
    Mieloperoxidase como catalisadora da
    oxidação lipídica: efeitos sobre a LDL-c e
    a HDL-c 64
    Mieloperoxidase e o metabolismo do óxido
    nítrico: contribuição para a disfunção endotelial.. 65
    Mieloperoxidase e vulnerabilidade da placa 66
    Mieloperoxidase e remodelamento ventricular... 66
Análise laboratorial 67
Polimorfismos genéticos.. 69
Mieloperoxidase e doença cardiovascular:
Evidências clínicas.. 70
    Mieloperoxidase em placas ateroscleróticas e
    em "lesões culpadas".. 70
    Mieloperoxidase em prevenção primária............. 71
    Mieloperoxidase em prevenção secundária........ 72
Diferenciação entre pacientes estáveis e instáveis..... 72
Prognóstico em doença arterial coronariana estável... 73
Prognóstico em doença arterial coronariana instável . 74
    Mieloperoxidase e insuficiência cardíaca 78
    Mieloperoxidase e terapêutica 79
Perpectivas futuras.. 80
Conclusão 81

6. Homocisteína 87
    CLÁUDIA F. GRAVINA
    MARCELO BERTOLAMI

   Informações gerais.. 88
   Importância clínica 90
   Fatores que provocam elevação da
   homocisteinemia... 90
   Mecanismos de ação.. 91
   Definição de hiper-homocisteinemia e limites da
   variação normal 91
   Homocisteína como fator de risco................... 92
   Homocisteína como fator de risco em idosos... 94
   Tratamento da hiper-homocisteinemia 95
      Hiper-homocisteinemia grave..................... 95
      Hiper-homocisteinemia moderada ou
      intermediária sem homocistinúria 95
   Conclusão 100

7. Aplicações da Biologia Molecular em
   Cardiologia 105
    MARCELO FERRAZ SAMPAIO
    BRUNO SAMPAIO SABA

   Controle da expressão gênica 107
   Conceito de variação genômica....................... 107
   Doenças cardíacas geradas por herança
   monogênica 109
      Miocardiopatia hipertrófica........................ 109
      Displasia arritmogênica do ventrículo
      direito.. 112
      Síndrome de Marfan................................... 113
   Validação dos testes genéticos na prática
   clínica... 114
   Doenças com herança poligênica 116
   Conclusão 118
   Terapia celular em cardiologia........................ 118

8. Hipertensão Arterial 125
   CAROLINA C. GONZAGA
   MÁRCIO G. SOUSA
   CELSO AMODEO

   Confirmação do diagnóstico 125
   Estratificação de risco 127
   Metas da pressão arterial 128
   Diagnóstico laboratorial 128
   Exames de imagem 129
   Hipertensão arterial secundária 129
     Hiperaldosteronismo primário 130
     Síndrome da apneia obstrutiva do sono 131
     Doença renovascular 131
     Feocromocitoma 132
   Conclusões 133

9. Hemocultura – Endocardite Infecciosa 135
   ANTONIA MARIA OLIVEIRA MACHADO

   Epidemiologia 135
   Diagnóstico microbiológico 138

10. Anticoagulação no Cardiopata 149
    JOÃO CARLOS DE CAMPOS GUERRA
    CAROLINA KASSAB WROCLAWSKI

    Que agente anticoagulante escolher? 150
    Exames laboratoriais para monitorização e
    avaliação de risco em pacientes cardiopatas 152
      Tempo de protrombina (TP) 152
      Tempo de tromboplastina parcial ativada (TTPa) . 153
    Resistência à heparina 155
      Tempo de trombina (TT) 155
      Ensaio cromogênico de atividade antifator Xa 155
      Fator VIII 156
      Fibrinogênio 156
      D-dímero 157
      Agregação plaquetária 158
      Polimorfismo gênico e resposta à warfarina 159

Apresentação

CARLOS EDUARDO DOS SANTOS FERREIRA

Com o avanço da Medicina nas últimas décadas, baseado principalmente no desenvolvimento tecnológico, foi possível um incremento no campo da Medicina Diagnóstica. A antiga Radiologia abriu portas para o Diagnóstico por Imagem e a chamada Patologia Clínica ampliou seu conceito com a Medicina Laboratorial.

Conceituar Biomarcador vai além do conceito de "algum teste novo".

O termo Biomarcador (marcador biológico) foi introduzido em 1989 como um título da *Medical Subject Heading* (MeSH): "mensuráveis e quantificáveis parâmetros biológicos" (por exemplo, a concentração ou atividade de enzima específica, concentração de hormônios específicos, a distribuição fenotípica de um gene específico em uma população, a presença de substâncias biológicas) que servem como índices para a saúde e avaliação de processos fisiológicos, tais como risco de doença, distúrbios psiquiátricos, exposição ambiental e seus efeitos, diagnóstico da doença, processos metabólicos, abuso de drogas, gravidez, desenvolvimento de linhagem celular, estudos epidemiológicos etc. Em 2001 um grupo de pesquisadores[1] sugeriu uma definição padronizada de um biomarcador como:

Biomarcador é uma medida e avaliação como um indicador de processos biológicos normais, patogênicos ou respostas farmacológicas a uma intervenção farmacêutica. Estes mesmos autores[1] classificaram os Biomarcadores em três tipos:

- **Tipo 0**: marcador da história natural da doença.
- **Tipo 1**: marcador que captura os efeitos de uma intervenção terapêutica de acordo com seus mecanismos de ação.
- **Tipo 2** (substitui *end point* clínico): intenção de predizer benefícios ou malefícios, com bases epidemiológica, terapêutica, fisiopatológica ou outra evidência científica.

Como exemplos de marcadores tipo 0 (história natural da doença) estão principalmente idade e sexo. Em Cardiologia um bom exemplo é a idade para o infarto do miocárdio. Décadas atrás era incomum infartar com idades inferiores a 40 anos e era mais comum no sexo feminino. Com o advento do mundo moderno e pelas mudanças de hábitos alimentares e de vida, estes biomarcadores tiveram alterações. Nos dias de hoje o infarto acomete tanto homens como mulheres e pessoas cada vez mais jovens.

Para os Biomarcadores tipo 1 (efeitos de uma intervenção terapêutica) podemos destacar a diversidade de fármacos e suas múltiplas interações com órgãos e tecidos no tratamento de diferentes doenças.

Já nos Biomarcadores do tipo 2 (substitui *end point* clínico) encontram-se a grande maioria dos testes de laboratório. Neste grupo encontram-se testes que já estão na prática clínica e outros que ainda estão em âmbito da pesquisa[1].

No campo laboratorial, a espectrometria de massas é uma metodologia que permite a descoberta de novos biomarcadores e a realização de painéis com grupos de biomarcadores. Ela permite a identificação de marcadores conhecidos ou mesmo a busca no "escuro" de novos marcadores avaliando a relação massa/carga das moléculas. É a chamada era genômica, trascriptômica, proteômica e metabolômica[2].

Para a síndrome coronariana (aguda e crônica), existe uma vasta lista de biomarcadores. Estes avaliam as diferentes fases da doença e o grande diferencial é identificar aqueles que melhor avaliam cada uma das fases com o paralelismo clínico. Segue abaixo a ilustração (Figura 1) com os Biomarcadores em diferentes fases da doença coronariana. Muitos ainda em âmbito de pesquisa, outros já na prática clínica e alguns deles já obsoletos[1].

Em outra publicação[2], os autores procuraram classificar os biomarcadores cardíacos da seguinte forma:

- **Biomarcadores de seleção** – sem nenhuma doença aparente.
- **Biomarcadores de diagnóstico** – aqueles que são suspeitos de ter a doença.
- **Biomarcadores de prognóstico** – naqueles com doença manifesta.

Nos dias de hoje estão mais sedimentados os biomarcadores de diagnóstico e prognóstico, ficando ainda a desejar os de seleção. Neste grupo de marcadores, a pesquisa está sendo realizada em grande escala.

No decorrer do livro iremos abordar os principais biomarcadores cardíacos disponíveis, discutindo desde sua estrutura até sua aplicabilidade real na prática clínica.

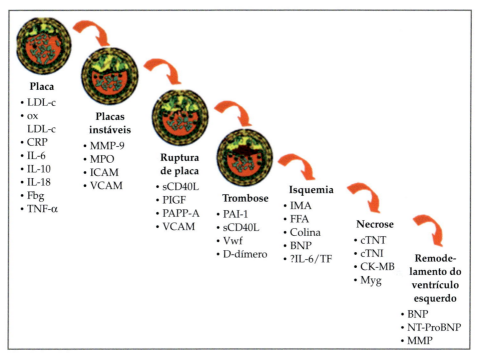

Figura 1 – Biomarcadores em diferentes fases da doença aterosclerótica obstrutiva[1].

REFERÊNCIAS BIBLIOGRÁFICAS

1. Vassan RS. Biomarkes of cardiovascular disease molecular basis and pratical considerations. Circulation 2006;113:2335-62.
2. Gerszten RE, Wang TJ. The search for new biomarkes. Nature 2008;451:948-52.

1

Troponinas

CARLOS EDUARDO DOS SANTOS FERREIRA
LUCIANO MONTE ALEGRE FORLENZA

BIOLOGIA

O complexo troponina é composto por unidades (troponinas cTnI – Inibidora, cTnT – ligadora da Tropomiosina e cTnC – ligadora de Cálcio) e, juntamente com a tropomiosina, está localizado no filamento de actina e é essencial para a regulação de cálcio voltada para a contração dos músculos esquelético e cardíaco. Essas isoformas de troponina são tecido-específicas (cTnI, cTnT e cTnC). A isoforma cardíaca da troponina C é utilizada na contração lenta dos músculos esqueléticos e, por desempenhar tal função, não tem especificidade cardíaca, portanto não é utilizada na prática clínica para diagnóstico da síndrome coronariana aguda; e como consequência a indústria não investiu seus esforços no desenvolvimento de *kits* diagnósticos[1].

Já as outras duas isoformas (cTnI e cTnT) foram, estão sendo e serão muito utilizadas na prática clínica e também no desenvolvimento de projetos de pesquisa.

A isoforma miocárdica da troponina I (cTnI) apresenta uma cauda pós-translacional de 32 aminoácidos na porção N-terminal. Essa sequência de aminoácidos e os 42 a 45% de dissimilaridade com sequências de outras isoformas tornaram possível a geração de anticorpos monoclonais altamente específicos, sem reatividade cruzada com outras isoformas não cardíacas de cTnI[2]. A indústria trabalhou e está trabalhando em cima desta região e desenvolveu seus *kits* diagnósticos para diferentes plataformas (estes serão discutidos posteriormente). Cada empresa trabalhou em cima de um "pedaço" desta porção terminal e, portanto, criando diferentes *kits* para TnI. Na última década pesquisadores americanos realizaram uma força-tarefa para homogeneizar estes anticorpos monoclonais na tentativa de se utilizar ensaios de TnI comparáveis entre si; mas ainda não decolou[3].

Três genes controlam a troponina T (cTnT). Esses genes e suas expressões alternativas produzem uma série de isoformas com sequências variáveis, próximas às regiões do N-terminal e C-terminal. O músculo cardíaco humano contém quatro isoformas de troponina T, mas apenas uma é característica do músculo cardíaco de um adulto normal. Anticorpos altamente específicos foram desenvolvidos para a sequência N-terminal dessa isoforma de cTnT[4]. Esses anticorpos foram patenteados e são utilizados por uma única empresa fornecedora de *kits* para TnT. Esta empresa (Roche Diagnostics) já atualizou o seu ensaio cinco vezes[5]. A última geração (quinta) deste ensaio foi lançada em 2010.

A cTnI não é expressa em músculos esqueléticos ou outros tecidos durante o desenvolvimento fetal, e tampouco durante a degeneração decorrente do envelhecimento ou de doenças dos músculos esqueléticos. Portanto, não apresenta possibilidade de ser reexpressa como consequência da degeneração ou da regeneração de danos aos músculos esqueléticos[6-7].

O ensaio utilizado para medir os níveis de cTnT atual tem equivalente especificidade cardíaca, comparado com os ensaios para cTnI. Como as moléculas são altamente específicas do músculo cardíaco, as indústrias trabalharam bastante para ganhar sensibilidade analítica, permitindo detectar pequenas concentrações de troponinas circulantes[8].

A meia-vida da troponina gira em torno de 12 horas, porém a concentração plasmática varia de acordo com a concentração de troponina que continua sendo liberada pelos cardiomiócitos. Esta liberação depende do processo fisiopatológico de destruição das células cardíacas.

Outro fator que contribui no processo de metabolização do complexo da troponina é a capacidade de filtração glomerular de cada indivíduo. As doenças cardiovasculares são a principal causa de morte em pacientes com perda de função renal e a mensuração da troponina serve como fator prognóstico importante para este grupo de pacientes, sendo importante a avaliação cautelosa e seriada dos valores de troponina para os portadores de déficit renal que apresentam suspeita clínica de síndrome coronariana aguda[9].

A variação biológica dos ensaios sensíveis de troponina foi recentemente estudada. Foram encontrados valores de coeficiente de variação em torno de 8% para períodos curtos de avaliação (4 horas) mensurados a cada hora. Ocorreu uma limitação deste estudo em que a avaliação não foi realizada em pacientes com quadro agudo de síndrome coronariana aguda[10].

LIBERAÇÃO DAS TROPONINAS APÓS DANO MIOCÁRDICO

A maior parte das troponinas encontra-se nos complexos de cTnC, cTnI e cTnT das miofibrilas (*pool* estrutural)[2].

Existe também um *pool* de troponinas livres no citosol das células musculares estriadas que, quando agudamente lesadas, liberam rapidamente estas, assim como outras proteínas do citosol (por exemplo, a CPK). Admite-se que, para haver liberação destas troponinas, deva ocorrer um comprometimento da integridade da membrana celular.

Este *pool* de troponinas livres, na célula miocárdica, representa cerca de 6% da cTnT e 3% da cTnI, valores muito próximos aos da isoforma CKMB da CPK. Acredita-se que estas sejam as primeiras moléculas de troponinas a serem detectadas no sangue após dano miocárdico.

A cinética de liberação inicial das proteínas marcadoras de lesão miocárdica é semelhante, porém a quantidade de troponinas que atinge a corrente sanguínea após dano miocárdico agudo é maior que da CKMB, o que parece ser o motivo da maior sensibilidade precoce dos testes de detecção de troponina em relação à CKMB.

A cinética global de liberação das troponinas acaba diferindo da CKMB devido à liberação subsequente das troponinas complexadas no *pool* estrutural e à sua lenta degradação, podendo permanecer detectável por dias na corrente sanguínea, dependendo da quantidade liberada pelas células.

As troponinas são atualmente consideradas o biomarcador de escolha para a detecção de dano miocárdico, qualquer que seja o mecanismo fisiopatológico envolvido na lesão[9].

Assim, para todas as situações, as troponinas levam vantagem sobre a CKMB massa, e esta, segundo protocolos clínicos, deve ser solicitada somente na ausência do ensaio de troponinas[11].

CARACTERÍSTICAS DOS ENSAIOS DISPONÍVEIS COMERCIALMENTE E FUTUROS ENSAIOS

A indústria da medicina diagnóstica trabalhou bastante na última década para fornecer um implemento na sensibilidade analítica e funcional dos ensaios de troponinas.

A seguir as definições de sensibilidade analítica e funcional:

Sensibilidade analítica – é o limite teórico de detecção de um ensaio. É definida como a menor quantidade do analito que pode ser diferenciada da ausência do analito. É determinada pela variação estatística do ponto zero da curva. Não apresenta nenhum significado clínico.

Sensibilidade funcional – é o limite de detecção de um analito que considera o perfil de precisão dos ensaios. É definida como a menor concentração medida para um coeficiente de variação (CV) intraensaios de 20%. Apresenta um significado clínico, pois considera as variações observadas na rotina dos ensaios.

Obs.: a menor sensibilidade analítica do ensaio permite que ele consiga, na grande maioria das vezes, apresentar menor sensibilidade funcional.

Para os ensaios de troponinas, existe uma diferença importante na avaliação dos diferentes *kits* diagnósticos. A literatura preconiza um coeficiente inferior a 10% nos diferentes pontos de corte de cada ensaio. Está sendo permitida a utilização para a prática clínica, ensaios com CV de até 20%. Esta informação é importante, pois a interpretação dos ensaios que apresentam CV superiores deve ser feita com cautela[11].

Uma outra característica importante na definição dos valores de referência para os ensaios de troponina é que na avaliação estatística da amostragem para a definição dos valores deve ser utilizado o percentil 99[12]. Para a grande maioria dos analitos, a definição dos intervalos de referência utiliza para análise estatística o percentil 97,5.

Na interpretação do resultado de troponinas, atualmente é importante o reconhecimento do ensaio utilizado pelo laboratório clínico. O teste pode ser realizado em um equipamento automatizado de grande porte ou em um POCT (*point of care testing*). No Brasil este último também é chamado de teste laboratorial remoto (TLR) ou mesmo teste rápido. O POCT é o teste realizado em pequenas plataformas e à "beira do leito".

Para a utilização do POCT em hospitais, clínicas ou pronto atendimentos, é importante conhecer os pós e os contras desta tecnologia. Estes testes podem ser qualitativos ou quantitativos na dosagem de troponina. A sensibilidade analítica dos qualitativos (positivo ou negativo), na grande maioria das vezes, é inferior quando comparada com a dos quantitativos. Esta sensibilidade fica em torno de 0,5µg/L (500pg/mL), muito além das disponíveis comercialmente para os ensaios automatizados. Para os POCTs quantitativos, a sensibilidade analítica, para os melhores ensaios, está em torno de 0,05µg/L (50pg/mL). O grande ponto a ser levantado na escolha entre POCT e teste automatizado na dosagem de troponina é a demanda de testes realizados pelo serviço médico. Uma demanda inferior a 50 testes/mês é relativamente baixa e não viabiliza a realização do teste automatizado. Porém esta decisão depende também da estrutura do laboratório clínico responsável pela realização do teste. Caso o laboratório clínico não tenha estrutura (equipamento/pessoas qualificadas) para a realização do teste e/ou fique localizado em ponto distante (mais de 1 hora de transporte da amostra), também são boas justificativas para a realização do POCT. Como limitações importantes do POCT destacam-se: baixa capacidade de detecção de pequenas concentrações de troponina (útil em pequenas lesões e outras aplicações clínicas), coeficiente de variação superior aos testes automatizados e custo mais elevado do teste[13].

No quadro 1.1 segue as informações referentes às sensibilidades analíticas e os pontos de corte para um CV inferior a 10% dos três principais **ensaios quantitativos** de POCT disponíveis.

Quadro 1.1 – Principais ensaios de POCT.

Equipamento – Empresa	LID (pg/mL)	Percentil 99	10% de variação nos pontos de corte (pg/mL)
i-STAT – Abbott Diagnostics	20	80	100
Triage Cardiac Panel – Alere	19	19	50
Reader – Roche Diagnostics	50	50	Não informado
Radiomiter AQT 90	9	23	39

LID = limite inferior de detecção (sensibilidade analítica).
Percentil 99 = valor de corte para o percentil 99.
10% variação nos pontos de corte = valor de corte para variações inferiores a 10%[14].

Na avaliação dos ensaios automatizados disponíveis comercialmente, as informações referentes a sensibilidades analíticas e as variações no ponto de corte de cada ensaio são importantes na hora da interpretação do teste e na escolha do ensaio a ser utilizado pelo laboratório clínico.

Para os ensaios automatizados de troponinas I, destacam-se cinco ensaios, e para o de troponina T, um único ensaio patenteado da Roche Diagnostics.

No quadro 1.2 segue os principais ensaios com as sensibilidades analíticas e os pontos de corte para um CV inferior a 10%.

Quadro 1.2 – Principais ensaios automatizados de troponinas.

Equipamento – Empresa	LID (pg/mL)	Percentil 99 (pg/mL)	10% de variação nos pontos de corte (pg/mL)
Architect – Abbott Diagnostics	9	12	32
Centaur – Siemens	20	80	100
Access – Beckman Couter	10	40	60
Immulite – Siemens	100	200	600
Dimension Vista – Siemens	15	40	40
Dimension RXL – Siemens	9	70	140
Vitros – Ortho Clinical Diagnostics	12	34	34
Troponina T (quinta geração), Cobas/Modular – Roche Diagnostics	5	14	14

LID = limite inferior de detecção (sensibilidade analítica).
Percentil 99 = valor de corte para o percentil 99.
10% variação nos pontos de corte = valor de corte para variações inferiores a 10%[14].

Na escolha de um ensaio de troponina, vale ressaltar alguns pontos já destacados: demanda, característica da população atendida em hospital/laboratório, sensibilidade do ensaio, CV nos valores próximos aos pontos de corte e custo.

Em um futuro próximo, novos ensaios de troponinas deverão estar disponíveis no mercado. Estes novos ensaios deverão ganhar ainda mais sensibilidade analítica, os quais já estão sendo utilizados no âmbito da pesquisa em muitos estudos. Esta sensibilidade gira em torno de valores próximos a 0,07 (pg/mL) ou 0,00007 (µg/L) na unidade que ainda é usualmente utilizada. Estes novos ensaios poderão ser úteis para melhor estratificar os resultados e melhor aplicabilidade para os pacientes crônicos (troponina na rotina ambulatorial)[15].

Outros avanços futuros ainda estão por vir... Como, por exemplo, a avaliação contínua da troponina circulante dos pacientes.

APLICAÇÕES NAS SÍNDROMES CORONARIANAS AGUDAS

Desde os testes de 1ª geração (troponina T em 1989 e troponina I em 1992), as dosagens das troponinas cardíacas implementaram o diagnóstico de infarto agudo do miocárdio (IAM) em cerca de 33% dos casos, se comparadas à CKMB massa, em pacientes que se apresentaram em serviços de emergência com sintomas suspeitos para síndromes coronarianas agudas.

Com o aumento da sensibilidade dos testes laboratoriais de detecção das troponinas, vem ocorrendo uma identificação cada vez maior de pacientes com troponinas elevadas entre aqueles que se apresentaram com sinais e sintomas suspeitos para síndromes coronarianas agudas, de tal forma que o uso dos ensaios de detecção das troponinas aumentou em cerca de 130% o poder de diagnosticar lesões miocárdicas isquêmicas.

Em 2000, a Sociedade Europeia de Cardiologia (ESC) e o Colégio Americano de Cardiologia (ACC) tornaram as troponinas o principal pilar do diagnóstico do IAM, uma vez que o quadro clínico pode ser atípico com alguma frequência, e as alterações eletrocardiográficas podem ser sutis ou inexistentes. Segundo esses critérios, é necessário para o diagnóstico do IAM um padrão de elevação ou queda progressiva das troponinas cardíacas dentro de um contexto clínico compatível.

PAPEL NO DIAGNÓSTICO DO IAM

Os atuais testes de detecção das troponinas são, indubitavelmente, muito específicos e sensíveis para a identificação de dano miocárdico, mas não permitem identificar o mecanismo da lesão.

Do ponto de vista clínico, para o diagnóstico inicial do IAM, principalmente com relação à tomada de decisões críticas iniciais, ainda são importantes o quadro clínico ou a existência de alterações eletrocardiográficas sugestivos de lesão ou isquemia miocárdica, apesar de apresentarem menor sensibilidade, além de especificidades variáveis de acordo com as manifestações identificadas.

Quando existe supradesnivelamento do segmento ST ao eletrocardiograma (ECG) acompanhando um quadro clínico suspeito, estes achados já são suficientes para o desencadeamento das medidas terapêuticas pertinentes a esta emergência médica (IAM com supra ST), independentemente do resultado inicial das troponinas. Nesse cenário, a dosagem das troponinas não tem impacto na hipótese diagnóstica e na decisão terapêutica iniciais, apesar de continuarem sendo fundamentais para a confirmação do diagnóstico de IAM baseado na sua definição mais atual.

Por outro lado, quando não existe supradesnivelamento do segmento ST, as troponinas passam a ter papel importante também para a tomada de decisões. Nesse contexto, uma dosagem inicial alterada pode ser altamente sugestiva de IAM, mas um exame negativo isolado não necessariamente exclui o diagnóstico de IAM sem supradesnivelamento do ST.

Elevações progressivas acima do valor de corte e/ou queda gradual a partir de um valor inicial anormal das troponinas constituem o principal marcador laboratorial do IAM, independentemente da apresentação eletrocardiográfica.

Elevações isoladas das troponinas (sem quadro clínico ou eletrocardiográfico suspeitos) não necessariamente significam o diagnóstico de IAM, apesar de poderem ter implicações prognósticas. Sem evidências clínicas ou eletrocardiográficas compatíveis com IAM, outras causas de lesão miocárdica devem ser consideradas. O mesmo pode ser dito para elevações estáveis (sem variações significativas ao longo do tempo).

Com os testes de alta sensibilidade obteve-se um ganho expressivo quanto ao diagnóstico precoce do IAM. Portanto, quando utilizamos estes testes, não há vantagens em se associar as dosagens da CKMB massa ou da mioglobina, inclusive para situações em que o tempo entre o início dos sintomas e a apresentação for pequeno.

Para o diagnóstico do IAM, o valor de corte definido pela ESC/ACC foi o percentil 99, com coeficiente de variação máximo de 10% no ponto de corte, para minimizar principalmente resultados falso-positivos. Cada teste terá seus valores de referência para uma dada população, informados pelo fabricante (ver Quadros 1.1 e 1.2). Estes valores podem ser revistos pelo laboratório que realiza as dosagens em conjunto com o corpo clínico do hospital/serviço de saúde que realizam o atendimento dos pacientes suspeitos de síndromes coronarianas agudas.

Apesar da grande variabilidade de testes disponíveis, a utilização do percentil 99 como valor de corte permite grande consistência na comparação qualitativa de resultados (normais ou alterados) entre esses testes, mas não para comparações quantitativas entre os valores absolutos obtidos.

No IAM, as troponinas começam a se elevar a partir de 2 a 3 horas do início do dano isquêmico. O pico de liberação ocorre após 18 a 24 horas quando não há reperfusão, mas podem manter-se alteradas por até 14 dias.

Atualmente, sugere-se que as dosagens das troponinas devam ser realizadas à admissão e após 6 a 9 horas, uma vez que frequentemente é difícil a determinação do horário preciso do início dos sintomas. Em alguns casos, pode ser necessária uma terceira dosagem entre 12 e 24 horas para a confirmação do diagnóstico laboratorial. Em estudo recente, praticamente todos os pacientes que tiveram o diagnóstico de IAM apresentaram pelo menos uma dosagem de troponina I alterada em até 12 horas do início da dor.

Evidências crescentes sugerem que repetições mais frequentes, como após 3 horas da admissão, podem ter seu papel na detecção precoce da lesão miocárdica isquêmica aguda, principalmente quando o quadro clínico ou eletrocardiográfico são suspeitos, porém não diagnósticos, e a dosagem inicial das troponinas é normal.

Considerando-se que pouco frequentemente os pacientes se apresentam para atendimento com menos que 1 hora do início dos sintomas, estima-se que até 80% dos casos de síndrome coronariana aguda apresentarão elevação de troponina por ocasião de uma segunda coleta precoce.

Conforme os testes vêm tornando-se progressivamente mais sensíveis, ou seja, com capacidade de detectar valores muito próximos de zero, está se abrindo a perspectiva da identificação de variações progressivas das troponinas ainda abaixo do valor de corte, ao serem realizadas dosagens com menores intervalos de tempo (por exemplo, a cada 1 a 3 horas).

Em um registro multicêntrico de síndromes coronarianas agudas com mais de 2.000 casos estudados, identificou-se que pequenas variações evolutivas (da ordem de 15% ou mais) para mais ou para menos entre dosagens consecutivas de troponinas (todas de alta sensibilidade, utilizando os valores de corte institucionais) tiveram relação com maior taxa de desenvolvimento de desfechos adversos em 30 dias, independentemente de terem ou não ultrapassado os valores de corte.

Assim, estas variações parecem ter poder discriminatório na identificação ainda mais precoce de lesões isquêmicas agudas, principalmente em pacientes que chegam muito rapidamente para atendimento médico e que poderão vir a positivar o resultado apenas após mais algumas horas.

A implicação deste tipo de utilização (coletas intervaladas a cada 1 a 3 horas) será a possibilidade de instituição de medidas terapêuticas e tomadas de decisão mais precoces, o que poderá beneficiar a evolução clínica desses pacientes.

Se após uma sequência adequada de dosagens das troponinas não forem identificadas alterações acima do valor de corte, o diagnóstico de IAM poderá ser descartado e outras causas devem ser investigadas para os sintomas.

Para casos de IAM (com ou sem supradesnivelamento do segmento ST), recomenda-se que o tempo máximo entre a admissão do paciente e a liberação do primeiro resultado de cTn pelo laboratório seja de 60 minutos. Este é um indicador de qualidade que vem sendo cada vez mais utilizado por algumas das principais instituições de acreditação de processos relativos ao atendimento do paciente com IAM.

PAPEL NA IDENTIFICAÇÃO DE LESÃO MIOCÁRDICA REVERSÍVEL

Com a introdução de testes de detecção de troponinas cada vez mais sensíveis, especula-se se não seria possível detectar a liberação de troponinas do *pool* citosólico dos miócitos, sem que tenha havido uma lesão irreversível das miofibrilas e, portanto, sem a liberação do *pool* estrutural das troponinas complexadas.

Estudos com humanos utilizando os ensaios disponíveis por ocasião de sua realização não conseguiram identificar liberação de troponinas durante isquemia induzida por esforço. Mesmo utilizando um ensaio ainda não comercialmente disponível, com sensibilidade muito alta (limite de detecção da ordem de picogramas por mililitro), um estudo recente não conseguiu demonstrar variações significativas da troponina T após teste ergométrico associado à medicina nuclear, em que defeitos de perfusão transitórios (isquêmicos) foram induzidos pelo estresse.

Contudo, nestas situações a fisiopatologia da isquemia remete à placa aterosclerótica estável com isquemia induzida por aumento da demanda miocárdica de oxigênio, e não por redução abrupta da oferta causada pela instabilização da placa seguida por fenômenos trombóticos.

Alguns modelos experimentais com indução de isquemia prolongada têm sugerido que elevações transitórias das troponinas cardíacas podem ocorrer sem que haja necrose do miócito, o que seria explicado pela liberação apenas das troponinas livres do citosol.

Assim, é possível que, com os novos ensaios mais sensíveis, a identificação de pequenas variações evolutivas das troponinas, mesmo que estas não ultrapassem o valor de corte, possa significar que o miócito sofreu uma agressão que não foi grave o suficiente para liberar as troponinas estruturais (complexadas nas miofibrilas), mas que conseguiu promover uma liberação de parte do *pool* de troponinas presentes no citosol dessas células. Nessa situação, apesar de não se poder confirmar o diagnóstico de IAM, diante de um quadro clínico e/ou eletrocardiográfico compatível, poderemos suspeitar que o miócito tenha sofrido uma lesão isquêmica de pequena monta, mas que talvez tenha sido decorrente de mecanismo fisiopatológico de maior risco.

Contudo, como até o presente não é possível distinguirmos qual foi o tipo de troponina liberada (se livre ou complexada), o papel da identificação de lesão miocárdica reversível pelas troponinas ainda é incerto.

PAPEL NA AVALIAÇÃO DO TAMANHO DO IAM, DA REPERFUSÃO E DO REINFARTO

Com utilização adequada, as troponinas cardíacas também podem substituir a CKMB massa para a avaliação do tamanho do infarto, do sucesso da reperfusão e da possibilidade de reinfarto.

Para ensaios utilizando a cTnT, o valor mensurado com 72 horas de evolução do IAM parece ter boa correlação com a avaliação cintilográfica do tamanho do IAM, independentemente de ter sido realizada reperfusão.

Para a cTnI, o tamanho do infarto parece ter melhor correlação com o pico de liberação identificado na evolução. Contudo, a consistência destes dados parece variar na dependência de ter havido ou não reperfusão na fase aguda.

Assim como para a CKMB massa, podemos estimar que picos de cTn mais precoces (com menos de 18 horas), seguidos por queda mais rápida, serão esperados quando houver reperfusão, mas não devemos esperar pela normalização precoce das troponinas, que poderão permanecer alteradas por até duas semanas após o IAM. Contudo, nestes casos, um valor de pico mais alto não necessariamente expressa o tamanho do infarto, o que poderia ser explicado pelo *wash-out* destes marcadores, promovido pela reperfusão.

Do mesmo modo, assim como para a CKMB massa, na avaliação de reinfarto são esperadas reelevações das troponinas cardíacas previamente em queda (quadros de reinfartos precoces) ou já normalizadas (reinfartos com mais de duas semanas do evento inicial).

Estes dados sugerem que, com a utilização adequada de dosagens seriadas das troponinas cardíacas, não haveria necessidade da realização de curvas de CKMB massa para estes fins.

PAPEL NA AVALIAÇÃO DO PROGNÓSTICO NAS SÍNDROMES CORONARIANAS AGUDAS

Em quase todas as séries de estudos envolvendo as troponinas cardíacas nas síndromes coronarianas agudas, a detecção de valores anormais teve correlação com maior ocorrência de desfechos adversos a curto e longo prazo.

Antmann et al. demonstraram ainda em 1996, quando a sensibilidade dos ensaios de troponina era bem menor que a dos ensaios atuais, que as taxas de mortalidade aumentavam de acordo com o valor detectado de troponina I, ou seja, quanto maior o valor da troponina maior a taxa de mortalidade dos pacientes com síndromes coronarianas agudas, independentemente do ajuste para variáveis clínicas e eletrocardiográficas.

Pacientes com troponinas alteradas em vigência de uma síndrome isquêmica aguda do miocárdio têm maior quantidade de placas ateroscleróticas (mais complexas e mais instáveis), maior atividade pró-trombótica (maior quantidade de trombos intraluminais) e menor fluxo na circulação coronariana (pior perfusão miocárdica global). Tudo isto contribui para um caso potencialmente mais grave e passível de maior ocorrência de eventos adversos a curto e longo prazo.

No IAM com supradesnivelamento do segmento ST, o valor da troponina de admissão parece ser um marcador de risco independente para a mortalidade em 30 dias e a longo prazo. Independentemente de ter sido realizada terapêutica de reperfusão na fase aguda, quanto maior for a troponina de admissão, maior será a mortalidade. Esta ausência de relação com a reperfusão em parte pode ser explicada por oclusão de porção mais proximal de uma coronária de grande importância, e com grande área do miocárdio sob risco, cuja reperfusão ocorre na porção epicárdica da coronária, mas que não consegue melhorar a perfusão da circulação intramiocárdica e da microcirculação. Isto geralmente acontece em decorrência de doença aterosclerótica muito avançada ou de trombose extensa da coronária, com acometimento grave também além do ponto de obstrução. Outra explicação possível seria que, mesmo antes de a reperfusão ter sido obtida, uma grande massa miocárdica deve ter sido irreversivelmente afetada, o suficiente para que a mortalidade seja alta mesmo que seja obtida a reperfusão.

O valor prognóstico das elevações das troponinas cardíacas, seja para o IAM com supra, seja para o IAM sem supra, é equivalente tanto para a cTnT quanto para a cTnI.

PAPEL NA DECISÃO DA ESTRATÉGIA TERAPÊUTICA NAS SÍNDROMES CORONARIANAS AGUDAS SEM ELEVAÇÃO DO SEGMENTO ST

Pelo fato de identificar um grupo de pacientes com potencial para doença coronariana mais avançada, e consequentemente com maior incidência de eventos adversos e, portanto, com maior mortalidade, as troponinas cardíacas, quando alteradas, têm também papel importante na tomada de decisões da estratégia terapêutica das síndromes coronarianas agudas sem supradesnivelamento do segmento ST. Permitem identificar um grupo de pacientes que poderá beneficiar-se de intervenções terapêuticas mais agressivas, como a antiagregação plaquetária múltipla, a anticoagulação plena e a estratificação invasiva precoce com cinecoronariografia seguida por intervenção coronariana percutânea quando indicada.

Uma série de estudos demonstrou que estas intervenções mais agressivas podem minimizar o impacto sobre o prognóstico adverso dos casos com troponinas alteradas, mas não trazem maior benefício para casos com troponinas normais. Contudo, deve-se ressaltar que o uso do clopidogrel e, possivelmente, o do AAS parecem beneficiar tanto os pacientes com troponinas alteradas quanto os com troponinas normais.

USO EM PACIENTES COM INSUFICIÊNCIA RENAL

A insuficiência renal é uma condição que torna a utilização dos biomarcadores particularmente difícil. Neste contexto, tanto a CKMB massa quanto as troponinas cardíacas podem encontrar-se elevadas em diferentes situações, dificultando a interpretação destes resultados.

O conceito mais comum seria que estas elevações poderiam ser artefatuais devido à menor eliminação renal destes biomarcadores, que estariam presentes na circulação em decorrência da renovação celular (tanto da musculatura cardíaca quanto esquelética), principalmente nos casos de disfunção renal mais avançada. Este tipo de interferência seria muito mais impactante na CKMB, por não ser específica do coração.

Contudo, esta é uma população que também apresenta maior incidência de fatores de risco como diabetes, hipertensão arterial e dislipidemia, além da própria doença aterosclerótica coronariana, possivelmente assintomática, até que a necessidade de realizar dosagens destes biomarcadores apareça em decorrência de algum evento clínico. É, portanto, uma população com maior risco para eventos cardiovasculares.

Em um estudo por Apple et al., em que foram dosadas as troponinas T e I de pacientes em diálise, assintomáticos do ponto de vista cardiovascular, foram identificados valores alterados para a cTnT em 82% dos pacientes, enquanto apenas 6% apresentavam elevação da cTnI. Os motivos para estes achados são incertos, mas podem ser justificados pelo implemento de a sensibilidade dos novos ensaios de TnI passarem a detectar também estas pequenas alterações.

Em análise do subgrupo de pacientes com insuficiência renal do estudo GUSTO IV (pacientes com quadro clínico suspeito de síndromes coronarianas agudas) que tiveram dados coletados completos com relação a valores da troponina T e da depuração de creatinina, valores alterados da cTnT foram relacionados a pior prognóstico a curto prazo, independentemente do valor do *clearance*. Provavelmente o mesmo deve ocorrer para a cTnI.

Na avaliação de sobrevida a longo prazo, os mesmos pacientes que apresentavam troponinas alteradas no estudo de Apple et al. (pacientes dialíticos sem sintomas cardiovasculares) tiveram mortalidade aumentada em 2 a 5 vezes em seguimento de até 3 anos, independentemente de qual era a cTn alterada (apesar de haver maior número de pacientes com cTnT elevada). Isto ocorreu mesmo para elevações mínimas das troponinas.

Portanto, pode-se dizer que, independentemente do grau da disfunção renal, pacientes com troponinas cardíacas alteradas morrem mais que pacientes com troponinas cardíacas normais, seja em cenário suspeito ou não para síndrome coronariana aguda.

A maior dificuldade é distinguir se uma alteração de troponina cardíaca em paciente com disfunção renal é decorrente de algum evento mais agudo (e, portanto, com maior risco de desfechos adversos a curto prazo/ que deveria ser internado), ou se é decorrente de uma situação mais crônica (caracterizando um paciente com maior taxa de mortalidade a médio e longo prazo, mas que poderia ser tratado em ambulatório, dependendo do contexto clínico).

O certo é que nunca podemos pré-conceber que uma troponina esteja elevada apenas devido à insuficiência renal, e menosprezarmos indevidamente o risco de um evento coronariano agudo em pacientes com disfunção renal, principalmente ao nos basearmos na avaliação de uma única dosagem de troponina. Por outro lado, também não seria adequado internarmos todos os pacientes com insuficiência renal e elevação de troponina em uma única amostra. Uma solução bastante razoável é sempre avaliar estes casos com uma curva evolutiva de cTn. Se houver variação dinâmica, um quadro agudo torna-se mais provável e se a troponina se mantiver elevada nos mesmos níveis uma situação crônica deve ser a causa.

Assim, pode-se concluir que as troponinas cardíacas também são os biomarcadores de escolha para a detecção de lesão miocárdica no paciente renal crônico, inclusive em estágio avançado e/ou sob diálise, e que elevações nos seus valores sempre têm implicações no prognóstico, não podendo ser atribuídas apenas a um *clearance* reduzido.

USO APÓS PROCEDIMENTOS CORONARIANOS PERCUTÂNEOS E CIRURGIAS CARDÍACAS

Elevações das troponinas cardíacas sempre sugerem lesão miocárdica, inclusive após procedimentos terapêuticos como angioplastias coronarianas eletivas ou cirurgias cardíacas. Nessas situações, elevação e/ou queda evolutiva das troponinas preencheriam os critérios para o diagnóstico bioquímico de infarto.

Nas angioplastias, dados recentes indicam que estas elevações, desde que não sejam precedidas por elevações espontâneas (antes do procedimento), não geram impacto negativo sobre o prognóstico dos pacientes, como seria esperado no infarto. Acredita-se que algum grau de lesão miocárdica tenha que ocorrer para que o procedimento seja efetivo, de modo que o benefício da revascularização supere o risco da elevação das troponinas, desde que o aumento seja modesto. Elevações moderadas podem sugerir que havia doença mais grave ou difusa. Quando ocorrem elevações expressivas das troponinas após um procedimento percutâneo, deve-se considerar que a troponina prévia já estava alterada ou que o procedimento pode ter resultado em dano miocárdico mais intenso, e nestes casos o diagnóstico de infarto se impõe, inclusive com suas implicações prognósticas.

Após a cirurgia cardíaca, é muito frequente a elevação das troponinas. Existem diversas razões possíveis para explicar este fato, como duração da circulação extracorporal, qualidade da cardioplegia realizada, tempo de clampeamento do vaso, traumatismo direto ao miocárdio, embolia coronariana e oclusão do enxerto vascular. Algum grau de dano miocárdico é inevitável, mas, assim como nos procedimentos percutâneos, deve-se considerar até que ponto esse dano é aceitável. A elevação das troponinas após a cirurgia cardíaca não identifica o mecanismo da lesão, mas é indiscutível que, quanto maior sua liberação, maior será o dano ao miocárdio e pior o prognóstico. Elevações muito acentuadas e picos tardios parecem ter correlação com oclusão de enxertos na cirurgia de revascularização do miocárdio.

DIAGNÓSTICO DIFERENCIAL: ELEVAÇÕES DAS TROPONINAS NÃO RELACIONADAS À TROMBOSE CORONARIANA

Como dito anteriormente, elevações das cTn são altamente específicas para a detecção de dano miocárdico, mas não identificam o mecanismo da lesão. Com os ensaios de alta sensibilidade, tem-se tornado mais frequente o achado de troponinas alteradas em diversos cenários além das síndromes coronarianas agudas.

Existe a possibilidade de que elevações das troponinas cardíacas sejam relacionadas a processos isquêmicos não trombóticos, ou seja, sem que haja evento trombótico agudo em placa aterosclerótica de vaso coronariano de maior calibre (epicárdico), mas que provoquem um desequilíbrio entre oferta e demanda de oxigênio pelo miocárdio.

São exemplos a isquemia por aumento de demanda, que pode ocorrer na sepse ou na síndrome da resposta inflamatória sistêmica (SIRS), nas taquiarritmias supraventriculares com alta frequência e nas hipertrofias do ventrículo esquerdo; a isquemia miocárdica por déficit de perfusão sistêmica, que pode ocorrer nos estados de baixo débito cardíaco (choques hipovolêmico, hemorrágico, séptico); e a isquemia miocárdica induzida por vasoespasmo coronariano ou por estimulação adrenérgica (uso de simpatomiméticos, estresse ou eventos neurológicos). Em todas estas situações, não há necessidade de haver doença aterosclerótica coronariana associada (oculta) para que haja discreta elevação das troponinas, mas esta sempre deve ser considerada, principalmente se a elevação for mais expressiva.

Existem diversas outras situações que podem cursar com alterações não trombóticas das troponinas, sendo que na maioria, mas não necessariamente em todas, existem implicações prognósticas mais sérias.

Por exemplo, o *strain* miocárdico, que pode ocorrer na insuficiência cardíaca, na hipertensão pulmonar e nos exercícios extenuantes (além da já citada embolia pulmonar); a lesão miocárdica direta, que pode ocorrer na contusão cardíaca e nas biópsias endomiocárdicas (lesão mecânica), na cardioversão elétrica, disparos de desfibriladores implantados e nas ablações (lesão elétrica e mecânica), nas doenças infiltrativas do miocárdio (como tumores e amiloidose, levando à compressão dos miócitos), na quimioterapia e alguns envenenamentos (efeito tóxico direto), nas miocardites e pericardites (lesão inflamatória) e no transplante cardíaco (lesão inflamatória/imunológica).

Não é infrequente que elevações não trombóticas das troponinas cardíacas possam estar relacionadas a mais de uma dessas possíveis causas associadas.

APLICAÇÕES NA INSUFICIÊNCIA CARDÍACA

As troponinas cardíacas (cTn) são biomarcadores altamente específicos para dano miocárdico, independentemente do mecanismo da lesão. Podem ser liberadas a partir de miócitos cardíacos para a corrente sanguínea, geralmente em maior quantidade a partir de lesão irreversível, mas existe também a hipótese de que podem ser detectadas em menor quantidade a partir de lesão reversível, por meio de mecanismos ainda pouco esclarecidos.

A prevalência de troponinas cardíacas circulantes detectáveis é muito baixa na população geral, aproximadamente 0,7% para os testes atualmente disponíveis, porém está significativamente associada a pior prognóstico (maior mortalidade por qualquer causa) e maior risco de eventos adversos cardiovasculares futuros, inclusive insuficiência cardíaca.

Com a utilização de testes com alta sensibilidade para a detecção das cTn, foram identificadas diversas condições que podem cursar com elevação destas além das síndromes coronarianas agudas, entre elas a insuficiência cardíaca.

As troponinas cardíacas podem estar elevadas em pacientes com insuficiência cardíaca aguda ou crônica e parecem ter importantes implicações no prognóstico, o que ocorreria inclusive independentemente dos peptídios natriuréticos e de a etiologia ser ou não isquêmica.

A importância deste novo conceito está intimamente relacionada a melhor entendimento dos mecanismos de progressão da síndrome da insuficiência cardíaca, na possibilidade de melhorar a estratificação de risco destes pacientes e de avaliar o significado de variações evolutivas da magnitude destes marcadores no seguimento dos pacientes, particularmente com relação a novos tratamentos. Isto permitiria melhor planejamento terapêutico por meio da escolha de medicamentos e tratamentos mais adequados, o que possivelmente resultaria em melhores resultados.

MECANISMOS DE DANO MIOCÁRDICO NA INSUFICIÊNCIA CARDÍACA

Tanto na insuficiência cardíaca aguda quanto na crônica, a identificação de troponinas cardíacas alteradas não guarda relação com a presença ou não de doença aterosclerótica coronariana. Este achado é consistente entre os diversos estudos, sugerindo que outros mecanismos de lesão ao miócito cardíaco, ainda não completamente esclarecidos, devem estar envolvidos na insuficiência cardíaca.

É provável que o mecanismo de lesão nestes casos seja multifatorial, envolvendo desde a liberação de troponinas a partir de células ainda viáveis (lesão reversível), até a liberação a partir de células mortas.

Dentre os possíveis fatores de lesão miocárdica irreversível, os mais aceitos são a necrose induzida por isquemia subendocárdica crônica, a lesão inflamatória por citocinas, o estresse oxidativo e a apoptose.

Contudo, alguns estudos recentes sugerem que as cTn também podem ser liberadas a partir do *pool* citosólico de miócitos ainda viáveis, por meio de aumento na permeabilidade da membrana celular induzida por algumas possíveis causas, tanto como proteína intata quanto degradada em fragmentos. A tensão aumentada sobre a parede miocárdica e alterações nos canais de cálcio parecem participar desse mecanismo.

Quaisquer que sejam os mecanismos envolvidos, o resultado final desse processo seria a deterioração progressiva da função miocárdica e a piora evolutiva da insuficiência cardíaca.

PAPEL NA INSUFICIÊNCIA CARDÍACA

Diversos estudos vêm demonstrando que as troponinas cardíacas se encontram alteradas em pacientes com insuficiência cardíaca, porém em valores muito baixos.

Apenas testes com alta sensibilidade são capazes de identificar a maioria destes casos. Testes com sensibilidade normal falharam sistematicamente em identificar os casos de insuficiência cardíaca que apresentavam cTn alteradas aos exames simultâneos de alta sensibilidade, nos diversos estudos conduzidos a esse respeito.

Além do tipo de ensaio de detecção utilizado, a prevalência da positividade das cTn na insuficiência cardíaca também varia muito em função de características da população estudada. Pacientes com insuficiência cardíaca descompensada ou com doença cardíaca mais avançada costumam apresentar alterações mais frequentemente.

Existe clara correlação entre estes achados e o prognóstico desfavorável, tornando a cTn um marcador de risco também na insuficiência cardíaca. Além de a dosagem isolada alterada significar maior risco, medidas repetidas podem otimizar a identificação dos pacientes de alto risco e também melhorar o acompanhamento destes casos.

No registro ADHERE (*Acute Decompensated Heart Failure National Registry*), de quase 68.000 pacientes admitidos por insuficiência cardíaca descompensada, nos quais foi feita dosagem de cTn (I ou T) nas primeiras 24 horas, 75% apresentaram valores alterados com testes de alta sensibilidade (contra apenas 6,2% com testes de sensibilidade normal). Estes pacientes apresentavam menor pressão arterial sistólica e menor fração de ejeção à admissão e tiveram maior mortalidade hospitalar (8%) se comparados com aqueles cTn negativos (2,7%), com risco relativo ajustado de morte 2,55 vezes maior, independentemente de a etiologia ser ou não isquêmica (a doença isquêmica não foi determinante de maior positividade de cTn ou de mortalidade).

Neste cenário, de pacientes agudamente descompensados necessitando de cuidados hospitalares, uma troponina de admissão negativa poderia identificar um subgrupo de pacientes que poderiam ser adequadamente tratados com medidas menos intensas de monitorização e terapêutica, ao passo que os pacientes cTn positivos mereceriam cuidados mais intensivos.

Por outro lado, no cenário ambulatorial, a prevalência de cTn alteradas é expressivamente menor (cerca de 24% em pacientes com classes funcionais entre II e IV), por ser este um grupo de pacientes certamente mais crônicos, mais estáveis e possivelmente com disfunções menos acentuadas. Também aqui não existe correlação entre alteração de cTn e etiologia isquêmica, e a positividade da troponina mantém a característica de ser fator de risco independente para predição de morte ou internação ao longo de um ano.

Com relação a dosagens seriadas das troponinas cardíacas, alguns estudos pequenos envolvendo pacientes com insuficiência cardíaca têm sugerido um papel na identificação de pacientes com maior risco de eventos adversos.

No cenário da insuficiência cardíaca aguda, em pacientes internados por insuficiência cardíaca descompensada, a persistência da elevação da cTn antes da alta parece ser marcador de maior risco de mortalidade ou reinternação. No cenário ambulatorial, em pacientes com insuficiência cardíaca crônica e classes funcionais III e IV (NYHA), a detecção de cTn frequente ou persistentemente elevada sugere risco relativo de eventos adversos significativamente maior do que em pacientes sem elevações seriadas.

Com o desenvolvimento e a utilização dos testes de detecção de cTn com alta sensibilidade, também o valor da troponina detectado passou a ganhar importância, além da simples positividade desse marcador. Valores maiores parecem estar associados a risco ainda mais alto de desfechos desfavoráveis em análises multivariadas, se comparados com valores "positivos" mais baixos.

Outra possível aplicação que se vislumbra com relação ao uso das cTn na insuficiência cardíaca é a possibilidade de identificação da transição entre um quadro crônico compensado e uma descompensação aguda.

Com o conceito de lesão progressiva dos miócitos na insuficiência cardíaca, especula-se que a descompensação não seja baseada apenas na desadaptação de mecanismos compensatórios, mas sim em progressão da lesão miocárdica propriamente dita. Esta injúria aos miócitos pode ser tanto a causa como a consequência da descompensação aguda, criando um círculo vicioso que pode cursar com progressão contínua da disfunção cardíaca.

Assim, elevações evolutivas de cTn em pacientes com insuficiência cardíaca crônica estável (positivação ou elevação de um resultado previamente alterado) podem sugerir que esses pacientes talvez tenham adentrado esse círculo vicioso e, portanto, estejam próximos de uma descompensação aguda, além das implicações prognósticas já anteriormente comentadas.

Esta aplicação abre a perspectiva para o desenvolvimento de novos tratamentos visando interromper a lesão progressiva aos miócitos e quebrar o círculo vicioso da deterioração progressiva da função cardíaca, além de permitir a identificação de um momento possivelmente mais precoce e adequado para a otimização dos tratamentos atuais, que visam ajustar os mecanismos adaptativos de compensação.

RECOMENDAÇÕES ATUAIS PARA O USO DAS TROPONINAS NA INSUFICIÊNCIA CARDÍACA

Apesar de todas essas aplicações potenciais, muitas das quais ainda especulativas, o uso clínico racional das troponinas na insuficiência cardíaca ainda permanece pouco definido.

Na última atualização das diretrizes da AHA/ACC existe a recomendação de se realizar dosagem de troponinas em todos os pacientes internados por insuficiência cardíaca agudamente descompensada (classe I, nível de evidência C).

Caso estivessem elevadas poderiam significar tanto um importante critério para a estratificação do risco, quanto, dependendo de outras características do caso, a possibilidade de uma síndrome coronariana aguda associada. Nesses casos, uma segunda dosagem, realizada após 6 a 12 horas, poderia ser útil nessa diferenciação. Uma dosagem tardia antes da alta hospitalar pode ser indicação aceitável, mas não consta nessas diretrizes.

Em pacientes ambulatoriais com insuficiência cardíaca crônica, a dosagem isolada ou seriada das cTn parece ser uma indicação razoável para a estratificação do prognóstico e identificação de oportunidades mais precoces de otimização do tratamento, mas essa indicação também ainda não consta nas diretrizes.

OUTRAS APLICAÇÕES CLÍNICAS

A mensuração das troponinas I e T com alta sensibilidade analítica ganhou outras aplicabilidades clínicas nos últimos anos. Como a utilização deste biomarcador já está bem sedimentada para a prática cardiológica na avaliação da síndrome coronariana aguda e na insuficiência cardíaca. Outras aplicações em cardiologia: pericardite, miocardite e disfunção valvares. Todas as doenças que acometem direta ou indiretamente o cardiomiócito elevam as troponinas. Outras áreas médicas passaram a avaliar o teste.

Outra grande aplicação é a utilização das troponinas na avaliação da sepse. Existe relação direta na avaliação do choque séptico e a elevação da troponina. Assim, a gravidade do quadro e a presença de falência orgânica podem ser avaliadas pela dosagem de troponina, assim como o grau de depressão miocárdica causada por este processo patológico[16].

Em Oncologia, a aplicação mais estudada é a cardiotoxicidade. Ela permite avaliar o quanto a droga empregada no tratamento dos diferentes tipos de tumores agride direta ou indiretamente o cardiomiócito, implicando maior mortalidade quanto maior a liberação de troponina na corrente sanguínea. Um exemplo é a avaliação da cardiotoxicidade da herceptina, droga utilizada para câncer de mama[17].

REFERÊNCIAS BIBLIOGRÁFICAS

1. Takeda S, Yamashita A, Maeda K, et al. Structure of the core domain of human cardiac troponin in the Ca(2+)-saturated form. Nature 2003;424:35-41.
2. Dhoot GK, Perry SV. Distribution of polymorphic forms of troponin components and tropomyosin in skeletal muscle. Nature 1979;278:714-8.
3. Standardization of Cardiac Troponin I Measurements: The Way Forward. Clin Chem 2005; 51:1594-7.
4. Perry SV. Troponin T: genetics, properties and function. J Muscle Res Cell Motil 1998;19:575-602.
5. Filatov VL, Katrukha AG, Bulargina TV, et al. Troponin: structure, properties, and mechanism of functioning. Biochemistry (Mosc) 1999;64:969-85.
6. Cummins P, Perry SV. Troponin I from human skeletal and cardiac muscles. Biochem J 1978;171:251-9.
7. Bodor GS, Porterfield D, Voss EM, et al. Cardiac troponin-I is not expressed in fetal and healthy or disease adult human skeletal muscle tissue. Clin Chem 1995;41:1710-5.
8. Anderson PA, Malouf NN, Oakeley AE, et al. Troponin T isoform expression in humans. A comparison among normal and failing adult heart, fetal heart, and adult and fetal skeletal muscle. Circ Res 1991;69:1226-33.
9. Babuin L, Jaffe AS. Troponin: the biomarker of choice for detection of cardiac injury. CMAJ 2005; 173(10): 1191-202.

10. Wu AHB, Lu QA, Todd J, et al. Short and long term biological variation in cardiac troponin i measured with a high-sensitivity assay: implications for clinical pratice. Clin Chem 2009; 55(1):52-9.
11. Thigesen K, Alpert JJ, White HD, et al. Universal definition of myocardial infarction: on behalf of the joint ESC/ACCF/AHA, WHF. Task force for the redefinition of myocardial infarction. Eur Heart J 2007; 28:2525.
12. Eggers KM, Jaffe AS, Lind L, Venge P, Lindahl B. Value of cardiac troponin I cutoff concentrations below the 99th percentile for clinical decision-making. Clin Chem 2009;55: 85-92.
13. Možina H, Vukan V, Lenart K, Skitek M, Osredkar J. Quantitative point-of-care troponin I in emergency department in comparison with troponin I in central laboratory. Point of care. J Near-Patient Test Technol 2010; 9(1):9-11.
14. Keller T, Zeller T, Peetz D, et al. Sensitive troponin I assay in early diagnosis of acute myocardial infarction. N Engl J Med 2009;361(9):868-77.
15. Morrow DA, Antman EM. Evoluation of high-sensitivity assays for cardiac troponin. Clin Chem 2009; 55:5-8.
16. Spies C, Haude V, Fitzner R, et al. Sepsis and myocardial dysfunction. Chest 1998;113(4): 1055-63.
17. Cardinale DE, Civelli M, Cipolla CM. Troponin in prediction of cardiotoxic effects. Ann Oncol 2006;17(1):173.

2

Peptídios Natriuréticos

ABRÃO ABUHAB
MARCELO KATZ

Em 1981, de Bold et al. observaram que a infusão de extratos de tecido atrial em ratos produzia grande volume de diurese[1]. Essa observação levou à descoberta do peptídio natriurético atrial (ANP), que apresentava propriedades diuréticas, natriuréticas e vasodilatadoras, o primeiro membro da família dos peptídios a ser identificado. Estudos subsequentes permitiram a identificação de outros peptídios natriuréticos (PN), seus receptores, mecanismos celulares de ação e seu papel na homeostase fisiológica[2].

Os PN constituem uma família de hormônios com estrutura química similar composta por uma sequência de 17 aminoácidos, dispostos em forma de anel, estabilizados por uma ponte de cisteína, com duas porções terminais, sendo uma com radical carboxila e a outra com radical amino N-terminal[3]. Apresentam funções biológicas semelhantes e atuam principalmente no sistema cardiovascular, estão envolvidos no controle volêmico e pressórico desse sistema[3], sendo que, mais recentemente, surgiram evidências de que desempenham papel autócrino e parácrino no controle da estrutura e função do miocárdio[4,5].

O peptídio natriurético tipo B foi inicialmente identificado em 1988, a partir de estudo em cérebro porcino, daí recebendo a nomenclatura de *brain natriuretic peptide*[6,7]. Estudos seguintes revelaram que o coração, e não o cérebro, é o principal responsável pela produção e liberação deste peptídio na circulação sanguínea[8].

O peptídio natriurético tipo B é produzido principalmente nos átrios e ventrículos. Sua expressão gênica é maior nos átrios, entretanto, dada a maior massa ventricular, observa-se que 70 a 88% desse peptídio é proveniente dos ventrículos[4,9,10].

O gene responsável pela codificação do peptídio natriurético tipo B (BNP) está localizado no braço curto do cromossomo 1[4,11,12]. Este gene, que apresenta três éxons e dois íntrons, origina um produto inicial, denominado pré-proBNP, composto por 134 aminoácidos. Rapidamente, na célula, ocorre a remoção de 26 aminoácidos considerados sinalizadores, restando o proBNP, composto por 108 aminoácidos. Em seguida, por meio da ação das enzimas proteolíticas furina e corina, o proBNP é clivado em um fragmento terminal, denominado NT-proBNP, composto por 76 aminoácidos, sem atividade biológica, e um fragmento biologicamente ativo, o BNP ativo (BNP), composto por um total de 32 aminoácidos[13]. Na corrente sanguínea, circulam o BNP ativo e o NT-proBNP. A figura 2.1 ilustra o processo de geração e liberação do BNP e do NT-proBNP.

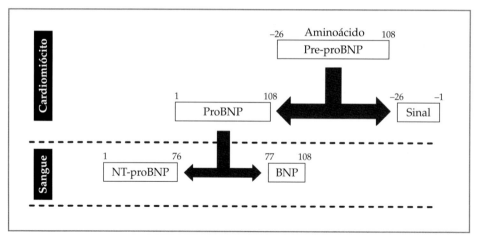

Figura 2.1 – Síntese do BNP e NT-proBNP[13].

Os principais estímulos para a geração de BNP são[13]:
- Mecânicos (aumento da tensão sistólica e diastólica da parede ventricular).
- Isquemia.
- Endotelina 1, angiotensina II, interleucina-1.
- Estimulação alfa e beta-adrenérgica.

Destes mecanismos, o mais importante é o aumento da tensão da parede ventricular[8,14].

Após a estimulação, ocorre ativação do gene responsável pela produção do BNP, com liberação direta do hormônio para a circulação. O BNP, diferentemente do ANP, não é estocado, e, portanto, a expressão gênica acelerada é o fator modulador dos níveis circulantes deste peptídio[8].

Em situações fisiológicas, as concentrações plasmáticas de NT-proBNP e BNP ativo são similares. Ambos são liberados pelos átrios e ventrículos de forma contínua, sendo que a meia-vida do BNP é de 22 minutos no sangue, enquanto a do NT-proBNP é de 120 minutos. Em pacientes com disfunção ventricular esquerda, sistólica ou diastólica, a concentração de NT-proBNP aumenta em 2 a 10 vezes a concentração do BNP[13].

Existem pelo menos três tipos de receptores para os peptídios natriuréticos (RPN): A, B e C. O receptor tipo A tem predileção pelo ANP e BNP, enquanto o receptor tipo B interage com o CNP. O receptor tipo C está relacionado com a depuração dos peptídios natriuréticos. Cada um desses receptores contém um domínio transmembrana e um domínio ligante extracelular[3].

O BNP ativo, na corrente sanguínea, exerce efeitos biológicos por meio da ligação com o receptor tipo A. Esse receptor, presente na superfície de células-alvo, principalmente em coração, vasos, rins e glândulas adrenais, exerce suas funções por meio do sistema sinalizador monofosfato de guanosina cíclica (GMPc).

Os principais efeitos biológicos do BNP são natriurese e diurese, diminuição da resistência vascular periférica, inibição do sistema renina-angiotensina-aldosterona (SRAA) e da atividade nervosa simpática. Sua atividade tem como objetivo modular o controle pressórico e volêmico do sistema cardiovascular, contrabalanceando a atividade do SRAA[15]. A figura 2.2 ilustra os principais efeitos biológicos do BNP ativo.

O BNP é depurado da corrente sanguínea através de três mecanismos principais[4,11,15-17].

- Ligação com o receptor tipo C, presente no endotélio vascular, em célula muscular lisa, coração, glândulas adrenais e rins.
- Proteólise direta realizada por endopeptidases presentes na circulação.
- Excreção passiva pelos rins.

O NT-proBNP, por outro lado, não apresenta mecanismos ativos de depuração, sendo que sua eliminação ocorre de forma passiva através de órgãos dotados de alto fluxo sanguíneo, como músculos, fígado e rins[4]. O quadro 2.1 apresenta as principais diferenças entre o BNP ativo e o NT-proBNP[18].

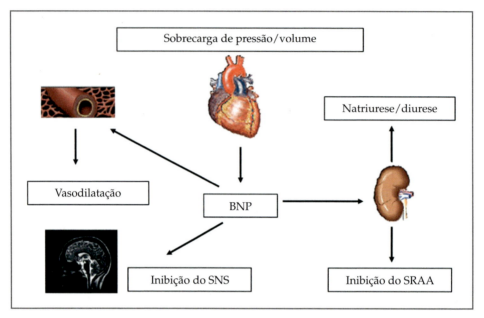

Figura 2.2 – Efeitos sistêmicos do BNP[8]. SNS = sistema nervoso simpático; SRAA = sistema renina-angiotensina-aldosterona.

Quadro 2.1 – BNP *vs.* NT-proBNP[18].

	BNP	NT-proBNP
Aminoácidos	32	76
Peso molecular (kD)	3,5	8,5
Meia-vida (minutos)	22	120

Depuração
  Mecanismo primário
  Receptor para depuração
  Eliminação em hemodiálise
	Endopeptidases
	RPN tipo C
	Não
		Eliminação passiva (rins, músculos e fígado)
		Não tem receptor específico
		Não

Influência da função renal	Moderada	Forte
Atividade biológica	Sim	Não
Limites de dosagem (pg/mL)	0-5.000	0-35.000

APLICABILIDADE

Devido a suas características biológicas, os peptídios natriuréticos sofrem influência de diversos fatores como idade, massa corporal e função renal. Estes podem interferir na acurácia diagnóstica e requerer pontos de corte específicos[19].

O quadro 2.2 ilustra as situações cardíacas e não cardíacas em que os peptídios natriuréticos se encontram elevados[20].

Quadro 2.2 – Causas cardíacas e não cardíacas para o aumento de peptídios natriuréticos[20].

Causas não cardíacas
Relacionadas à atividade neuro-hormonal por estímulo cardíaco
Sepse
Hipertireoidismo
Choque
Doenças intracranianas
Situações de alto débito
Estados hiperdinâmicos: sepse, lesões intracranianas, doentes críticos
Estados hipervolêmicos: insuficiência renal ou hepática (com cirrose)
Disfunção no ventrículo direito por alterações pulmonares
Tromboembolismo pulmonar
Doença pulmonar obstrutiva crônica
Hipertensão pulmonar
Diminuição da depuração
Idade avançada
Insuficiência renal aguda ou crônica
Causas cardíacas
Disfunção sistólica ou diastólica
Insuficiência cardíaca
Síndromes coronarianas agudas
Doenças valvares
Arritmias cardíacas
Cardiopatias congênitas
Intoxicação por monóxido de carbono
Doenças infiltrativas, inflamatórias ou infecciosas
Amiloidose cardíaca
Endocardite infecciosa
Miocardite
Pericardite
Doença de Kawasaki

MARCADOR DE RISCO CARDIOVASCULAR

O BNP e o NT-proBNP têm demonstrado importância diagnóstica e prognóstica em diversas situações clínicas. Na síndrome coronariana aguda e na insuficiência cardíaca congestiva, são preditores independentes de mortalidade[8,17,21].

A utilidade prognóstica dos peptídios natriuréticos BNP e NT-proBNP foi objeto recente de uma metanálise[22]. A figura 2.3 descreve a quantidade de estudos, pacientes e eventos cardiovasculares, expressando o risco cardiovascular, coronariano especificamente, e vascular cerebral.

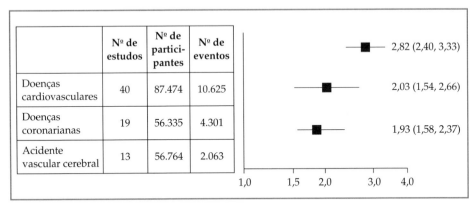

Figura 2.3 – Revisão de estudos prospectivos[22].

INSUFICIÊNCIA CARDÍACA

Os estudos mostraram utilidade na avaliação de pacientes com suspeita de insuficiência cardíaca na sala de emergência[23,24]. Para pacientes ambulatoriais, auxiliam no manejo do tratamento da insuficiência cardíaca descompensada[17,23,25] e correlacionam-se com classe funcional, função sistólica e diastólica ventricular[8,21]. Na alta hospitalar de pacientes com insuficiência cardíaca que internaram por descompensação, o BNP mostrou-se preditor de reinternação pela mesma causa, figura 2.4[27].

Em pacientes com disfunção diastólica, valores de BNP acima de 100pg/mL e NT-proBNP acima de 600pg/mL foram preditores independentes de eventos cardiovasculares adversos, definidos no estudo como morte cardiovascular, internação por insuficiência cardíaca descompensada ou infarto agudo do miocárdio. Naqueles com hipertrofia ventricular esquerda e função sistólica ventricular normal o NT-proBNP também foi marcador prognóstico de sobrevida[28,29].

Em todos esses cenários, os peptídios natriuréticos apresentam elevado valor preditivo negativo, sendo capazes de afastar o diagnóstico de insuficiência cardíaca. Para tornar o uso destes biomarcadores acessível na prá-

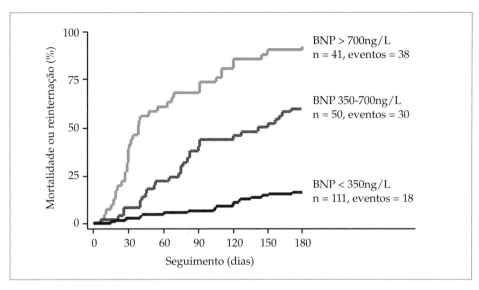

Figura 2.4 – Mortalidade e reinternação de acordo com o BNP na alta[27].

tica clínica, foram estabelecidas faixas com pontos de corte para "excluir" (valor preditivo negativo alto) ou "confirmar" (valor preditivo positivo alto) o diagnóstico, como mostra a tabela 2.1[26].

Tabela 2.1 – Valores de referência para BNP, NT-proBNP para IC, de acordo com a idade[26].

	Idade	IC improvável	IC possível	IC muito provável
BNP (pg/mL)	Todas	< 100	100-500	> 500
NT-proBNP (pg/mL)	< 50 anos	< 300	300-450	> 450
	50-75 anos	< 300	300-900	> 900
	> 75 anos	< 300	300-1.800	> 1.800

VALVOPATIAS

O BNP e o NT-proBNP também podem ser utilizados como marcadores nas valvopatias. Correlacionam-se com estado funcional (sintomas) e ainda atuam como preditores (prognóstico)[30]. Especificamente em estenose aórtica (EAo), doença valvar de prevalência crescente, analisando pacientes com EAo grave, permitem identificar pacientes em classe funcional avançada, atuando também como marcadores de sobrevida[31].

MÉTODOS PARA DOSAR PEPTÍDIOS NATRIURÉTICOS

No final da década de 1990 foi disponibilizado o primeiro imunoensaio para a dosagem de BNP. Este ensaio, o TRIAGE® BNP *Test-Biosite*, é um POCT (*point of care testing*)/teste laboratorial remoto e utiliza como material o sangue total colhido com anticoagulante (EDTA – ácido etilenodiaminatetracético). Por alguns anos era o único método disponível na prática clínica[32-33].

Com passar dos anos, foram surgindo no mercado novos métodos automatizados para a dosagem de BNP e posteriormente ensaios para dosagem da fração N-terminal (NT-proBNP). A maioria dos ensaios utiliza como metodologia a quimioluminescência. Para a dosagem do BNP, grande parte dos métodos utiliza o soro como amostra e eles não apresentam boa estabilidade da amostra *in vitro*. Com o passar do tempo, o BNP degrada tanto em temperatura ambiente quanto em geladeira (2 a 8°C)[33]. Já para os ensaios de NT-proBNP, a quimioluminescência também é utilizada como principal metodologia, porém este peptídio apresenta maior estabilidade da amostra em temperatura ambiente e também em geladeira. Outra vantagem do NT-proBNP é a maior sensibilidade para o diagnóstico quando comparado com o BNP[34].

Para a dosagem automatizada do BNP, em diferentes equipamentos, dispomos atualmente no Brasil de 3 ensaios (*Siemens, Abbott*e e *Beckman Coulter*) e para o NT-proBNP são 5 diferentes ensaios (*Roche, Siemens, Ortho Clinical Diagnostics – J & J, Nanogem* e *BioMeriéux*).

REFERÊNCIAS BIBLIOGRÁFICAS

1. de Bold AJ, Borenstein HB, Veress AT, Sonnenberg H. A rapid and potent natriuretic response to intravenous injection of atrial myocardial extract in rats. Life Sci 1981;28(1):89-94.
2. Levin ER, Gardner DG, Samson WK. Natriuretic peptides. N Engl J Med 1998;339(5):321-8.
3. Woodard GE, Rosado JA. Recent advances in natriuretic peptide research. J Cell Mol Med 2007;11(6):1263-71.
4. Martinez-Rumayor A, Richards AM, Burnett JC, Januzzi JL Jr. Biology of the natriuretic peptides. Am J Cardiol 2008;101(3A):3-8.
5. Patel JB, Valencik ML, Pritchett AM, Burnett JC Jr., McDonald JA, Redfield MM. Cardiac-specific attenuation of natriuretic peptide A receptor activity accentuates adverse cardiac remodeling and mortality in response to pressure overload. Am J Physiol Heart Circ Physiol 2005;289(2):H777-84.

6. Sudoh T, Minamino N, Kangawa K, Matsuo H. Brain natriuretic peptide-32: N-terminal six amino acid extended form of brain natriuretic peptide identified in porcine brain. Biochem Biophys Res Commun 1988;155(2):726-32.
7. Sudoh T, Kangawa K, Minamino N, Matsuo H. A new natriuretic peptide in porcine brain. Nature 1988;332(6159):78-81.
8. Weber M, Hamm C. Role of B-type natriuretic peptide (BNP) and NT-proBNP in clinical routine. Heart 2006;92(6):843-9.
9. Mukoyama M, Nakao K, Saito Y, Ogawa Y, Hosoda K, Suga S, et al. Human brain natriuretic peptide, a novel cardiac hormone. Lancet 1990;335(8692):801-2.
10. Mukoyama M, Nakao K, Hosoda K, Suga S, Saito Y, Ogawa Y, et al. Brain natriuretic peptide as a novel cardiac hormone in humans. Evidence for an exquisite dual natriuretic peptide system, atrial natriuretic peptide and brain natriuretic peptide. J Clin Invest 1991;87(4):1402-12.
11. LaPointe MC, Wu G, Garami M, Yang XP, Gardner DG. Tissue-specific expression of the human brain natriuretic peptide gene in cardiac myocytes. Hypertension 1996;27(3 Pt 2):715-22.
12. Tamura N, Ogawa Y, Yasoda A, Itoh H, Saito Y, Nakao K. Two cardiac natriuretic peptide genes (atrial natriuretic peptide and brain natriuretic peptide) are organized in tandem in the mouse and human genomes. J Mol Cell Cardiol 1996;28(8):1811-5.
13. Vanderheyden M, Bartunek J, Goethals M. Brain and other natriuretic peptides: molecular aspects. Eur J Heart Fail 2004;6(3):261-8.
14. Watanabe S, Shite J, Takaoka H, Shinke T, Imuro Y, Ozawa T, et al. Myocardial stiffness is an important determinant of the plasma brain natriuretic peptide concentration in patients with both diastolic and systolic heart failure. Eur Heart J 2006;27(7):832-8.
15. Wilkins MR, Redondo J, Brown LA. The natriuretic-peptide family. Lancet 1997;349(9061): 1307-10.
16. Richards AM, Crozier IG, Yandle TG, Espiner EA, Ikram H, Nicholls MG. Brain natriuretic factor: regional plasma concentrations and correlations with haemodynamic state in cardiac disease. Br Heart J 1993;69(5):414-7.
17. Lainchbury JG, Nicholls MG, Espiner EA, Ikram H, Yandle TG, Richards AM. Regional plasma levels of cardiac peptides and their response to acute neutral endopeptidase inhibition in man. Clin Sci (London) 1998;95(5):547-55.
18. Daniels LB, Maisel AS. Natriuretic peptides. J Am Coll Cardiol 2007;50(25):2357-68.
19. Dao Q, Krishnaswamy P, Kazanegra R, Harrison A, Amirnovin R, Lenert L, et al. Utility of B-type natriuretic peptide in the diagnosis of congestive heart failure in an urgent-care setting. J Am Coll Cardiol 2001;37:379-85.
20. Tsai SH, Lin YY, Chu SJ, Hsu CW, Cheng SM. Interpretation and use of natriuretic peptides in non-congestive heart failure settings. Yonsei Med J 2010;51(2):151-63.
21. Anand IS, Fisher LD, Chiang YT, Latini R, Masson S, Maggioni AP, et al. Changes in brain natriuretic peptide and norepinephrine over time and mortality and morbidity in the Valsartan Heart Failure Trial (Val-HeFT). Circulation 2003;107(9):1278-83.
22. Angelantonio ED, et al. B-type natriuretic peptides and cardiovascular risk systematic review and meta-analysis of 40 prospective studies. Circulation 2009;120:2177-87.
23. Maisel A. B-type natriuretic peptide measurements in diagnosing congestive heart failure in the dyspneic emergency department patient. Rev Cardiovasc Med 2002;3(Suppl 4):S10-7.
24. Januzzi JL Jr., Camargo CA, Anwaruddin S, Baggish AL, Chen AA, Krauser DG, et al. The N-terminal pro-BNP investigation of dyspnea in the emergency department (PRIDE) study. Am J Cardiol 2005;95(8):948-54.

25. Maisel AS, Krishnaswamy P, Nowak RM, McCord J, Hollander JE, Duc P, et al. Rapid measurement of B-type natriuretic peptide in the emergency diagnosis of heart failure. N Engl J Med 2002;347(3):161-7.
26. Arnold JM, et al. Canadian Cardiovascular Society Consensus Conference recommendations on heart failure update 2007: prevention, management during intercurrent illness or acute decompensation, and use of biomarkers. Can J Cardiol 2007;23(1):21-45.
27. Logeart D, Thabut G, Jourdain P, Chavelas C, Beyne P, Beauvais F, et al. Predischarge B-type natriuretic peptide assay for identifying patients at high risk of re-admission after decompensated heart failure. J Am Coll Cardiol 2004;43(4):635-641.
28. Grewal J, McKelvie RS, Persson H, Tait P, Carlsson J, Swedberg K, et al. Usefulness of N-terminal pro-brain natriuretic peptide and brain natriuretic peptide to predict cardiovascular outcomes in patients with heart failure and preserved left ventricular ejection fraction. Am J Cardiol 2008;102(6):733-7.
29. Garcia S, Akbar MS, Ali SS, Kamdar F, Tsai MY, Duprez DA. N-terminal pro B. In: Garcia S, Akbar MS, Ali SS, Kamdar F, Tsai MY, Duprez DA. N-terminal pro B-type natriuretic peptide predicts mortality in patients with left ventricular hypertrophy. Int J Cardiol 2010;143(3):349-52.
30. Steadman CD, Ray S, Ng LL, McCann GP. Natriuretic peptides in common valvular heart disease. J Am Coll Cardiol 2010;55(19):2034-48.
31. Katz M. Valor prognóstico dos peptídios natriuréticos BNP e NT-proBNP na estratificação de risco dos pacientes com estenose aórtica grave. Tese apresentada à Faculdade de Medicina da Universidade de São Paulo para obtenção do título de Doutor em Ciências. São Paulo: FMUSP; 2009.
32. Bonow RO. New insights into the cardiac natriuretic peptides. Circulation 1996;93: 1946-50.
33. Yeo KTJ, Wu AHB, Apple FS. Multicenter Evaluation of The Roche NT-proBNP Assay and Comparison to The Biosite Triage BNP Assay. Clin Chim Acta 2003;338:107-15.
34. Rademaker MT, et al. Cardiac natriuretic peptides for cardiac health. Clin Sci 2005;108: 23-36.

3

Proteína C-Reativa

FRANCISCO ANTONIO HELFENSTEIN FONSECA
MARIA CRISTINA DE OLIVEIRA IZAR

A proteína C-reativa de alta sensibilidade (PCRas) vem sendo proposta como biomarcador de desfechos cardiovasculares desde a década passada, quando foram descritos os primeiros estudos observacionais sugerindo um promissor valor preditivo, tanto para desfechos coronarianos como para o acidente vascular cerebral isquêmico. Em paralelo, cresceram as evidências de que a aterosclerose, o substrato comum destas doenças cardiovasculares, é um contínuo processo inflamatório vascular. Dessa forma, a busca por biomarcadores inflamatórios tornou-se foco de grande interesse, determinando a realização de importantes estudos clínicos e experimentais. Nos dois últimos anos, o papel da proteína C-reativa foi mais firmemente estabelecido com base no estudo JUPITER e em metanálise para desfechos cardiovasculares e mortalidade total. De fato, a utilização de uma estatina efetiva em pacientes com valores relativamente normais de LDL-c, mas com níveis elevados de proteína C-reativa de alta sensibilidade, promoveu surpreendente redução de desfechos cardiovasculares. Todos estes estudos reforçam a visão da aterosclerose como doença inflamatória e imune, mostrando que a clássica visão anatômica, direcionada por testes de imagem ou funcionais, apresenta limitações e deve ser revista à luz dos novos conceitos.

VALOR DA PROTEÍNA C-REATIVA NA ESTRATIFICAÇÃO DO RISCO CARDIOVASCULAR

O papel de fatores de risco tradicionais, particularmente do colesterol na fisiopatologia da doença arterial coronariana, tem sido firmemente estabelecido. Por outro lado, a utilidade de biomarcadores inflamatórios na estratificação de risco permanece controversa. Uma importante contribuição do estudo JUPITER[1] foi a de relatar o benefício de uma estatina efetiva em pacientes identificados como de risco elevado com base nos níveis de proteína C-reativa (PCR) e não nos níveis de colesterol. Os surpreendentes achados deste estudo estão de acordo com a visão atual da inflamação, como tendo papel-chave na aterosclerose, e aumenta o debate para maior uso da PCR de alta sensibilidade (PCRas) para a identificação de indivíduos sob risco. Entretanto, o estudo teve limitações, pela falta de inclusão de um grupo com PCRas baixa, que permitisse, de fato, melhor avaliação da contribuição desse marcador. Além disso, durante a seleção de pacientes, muitos não foram incluídos ao estudo por apresentarem LDL-c > 130mg/dL ou terem PCRas < 2mg/L, sugerindo a necessidade de muitos exames para identificar os pacientes elegíveis ao tratamento. Embora grande percentual de eventos coronarianos fatais e não fatais tenha sido relatado nestes indivíduos sem elevação de colesterol, o conceito de que a doença coronariana ocorra na ausência de clássicos fatores de risco (diabetes, hipertensão arterial ou tabagismo) tem sido questionado. De fato, a exposição a esses tradicionais fatores de risco parece muito comum nesses pacientes e não mais de 10% dos indivíduos coronarianos não possuem ao menos um desses tradicionais fatores de risco[2].

INFLAMAÇÃO NA FISIOPATOLOGIA DA ATEROSCLEROSE

A aterosclerose é agora reconhecida como doença inflamatória, sendo a ruptura da placa fibrosa o mecanismo de trombose coronariana em 75% dos casos. A inflamação também determina erosão superficial do endotélio, que ocorre mais frequentemente em idosos, mulheres e aqueles com *diabetes mellitus*, e causa eventos aterotrombóticos em aproximadamente 25% dos pacientes[3]. As características da placa vulnerável incluem um grande núcleo lipídico e a presença de células inflamatórias, principalmente macrófagos e linfócitos no local de ruptura da placa[4].

Dessa forma, têm sido de considerável interesse biomarcadores inflamatórios que possam identificar pacientes em risco, principalmente na ausência de fatores de risco tradicionais.

Dentre vários novos marcadores, a PCRas parece ser o mais promissor marcador disponível para a doença cardiovascular e pode constituir-se em novo alvo terapêutico. Recente metanálise mostrou dados muito expressivos para a utilidade desse biomarcador na prevenção primária da doença cardiovascular.

Esta metanálise[5], publicada na revista *Lancet*, avaliou 160.309 indivíduos, em 54 estudos, sem história prévia de doença cardiovascular (correspondendo a 1,31 milhão de pacientes/ano) expostos ao risco de desfechos cardiovasculares. A concentração da PCR associou-se *log*-linearmente com o risco de doença isquêmica vascular e mortalidade não cardiovascular. A relação de risco para um desvio-padrão de aumento da PCR está presente na tabela 3.1.

A interpretação dos autores desta metanálise foi a de que a concentração da PCRas apresenta associação contínua com o risco de doença isquêmica do coração, o acidente vascular isquêmico, com a mortalidade vascular e a mortalidade por diversos tipos de câncer e doenças pulmonares (a associação persistiu após exclusão de tabagistas)[5].

Tabela 3.1 – Risco relativo de desfechos cardiovasculares e não cardiovasculares para o aumento de um desvio-padrão nos níveis de PCR de alta sensibilidade.

Desfecho	Risco relativo	Intervalo de confiança (95%)
Doença arterial coronariana	1,63	1,51-1,76
Doença arterial coronariana*	1,37	1,27-1,48
Acidente vascular cerebral	1,44	1,32-1,57
Acidente vascular cerebral*	1,27	1,15-1,40
Mortalidade vascular	1,71	1,53-1,91
Mortalidade vascular*	1,55	1,37-1,76
Mortalidade não cardiovascular	1,55	1,41-1,69
Mortalidade não cardiovascular*	1,54	1,40-1,68

Metanálise incluiu 160.309 indivíduos (1,31 milhão de indivíduos/ano sob risco), sem história prévia de doença cardiovascular, oriundos de 54 estudos prospectivos, em que ocorreram 27.769 eventos fatais e não fatais. Risco relativo para 1 DP da concentração da PCR (*log*) ajustado para idade e sexo.
*Ajustado para fatores de risco tradicionais.

PROTEÍNA C-REATIVA NA PREVENÇÃO PRIMÁRIA E SECUNDÁRIA

A utilidade da PCRas como novo biomarcador para a doença cardiovascular foi reconhecida em 1997 com duas importantes contribuições. A publicação do *European Concerted Action on Thrombosis and Disabilities (ECAT) study*[6] e do *Physicians' Health Study*[7]. No primeiro, existiu aumento de duas vezes nas taxas de eventos coronarianos entre os pacientes no mais alto quintil da PCRas comparados com aqueles nos primeiros quatro quintis. No segundo estudo, um grande estudo observacional de aproximadamente 22.000 homens inicialmente saudáveis, existiu clara relação entre os níveis basais de PCRas no mais alto quartil e a incidência de infarto do miocárdio e acidente vascular cerebral em comparação aos indivíduos no primeiro quartil de distribuição. Subsequentemente, muitos outros estudos confirmaram o valor preditivo da PCRas para eventos vasculares em uma variedade de populações, mesmo entre idosos[8-15]. Vários estudos observacionais, como *the Framingham Heart Study*, sugeriram a importância da PCRas como um preditor independente de risco vascular e sua habilidade em reclassificar indivíduos para mais alta ou mais baixa categorias de risco quando utilizada em adição aos tradicionais fatores na predição global do risco[16-18].

Ao lado desses aspectos, tem existido grande interesse nesse marcador devido a alguns surpreendentes achados em estudos com estatinas. O primeiro veio com o *Cholesterol and Recurrent Events* (CARE) *Trial*[19]. Entre sobreviventes de infarto do miocárdio, os níveis de PCRas tenderam a aumentar com o tempo no braço placebo, enquanto um decréscimo desse marcador foi observado entre os pacientes alocados para a terapia com pravastatina. Além disso, no estudo de prevenção primária para eventos agudos coronarianos *the Air Force/Texas Coronary Atherosclerosis Prevention Study* (AFCAPS/TexCAPS)[20], a terapia com a lovastatina foi efetiva para reduzir a incidência do primeiro evento coronariano não apenas entre os indivíduos com altos níveis de colesterol, mas também entre aqueles com valores elevados de PCRas, mesmo para indivíduos com valores de colesterol abaixo da mediana do estudo (valores normais ou relativamente normais desta variável). Entretanto, nenhum benefício do tratamento ativo foi observado para os indivíduos com níveis baixos de LDL-c e também de PCRas. Decréscimos nos níveis de PCRas também foram observados com o tratamento pela lovastatina.

Interessantemente, no *Reversal of Atherosclerosis with Aggressive Lipid Lowering (REVERSAL) Trial*[21], a menor progressão anatômica da aterosclerose coronariana examinada pela ultrassonografia intracoronariana foi observada entre os pacientes com maior redução de ambos, LDL-c e PCRas, após o tratamento com estatinas. No estudo, tratamento intensivo com atorvastatina 80mg em comparação com pravastatina 40mg foi associado com mais pronunciada redução nos níveis séricos de ambas LDL-c (–46,3% *vs.* –25,2%, p < 0,001) e PCRas (–36,4% *vs.* –5,2%, p < 0,001)[22].

No *Pravastatin or Atorvastatin Evaluation and Infection Therapy-Thrombolysis in Myocardial Infarction* 22 (PROVE IT-TIMI 22)[23], novas e importantes informações foram obtidas. Entre os 3.745 pacientes com síndromes coronarianas agudas que foram aleatoriamente destinados para tratamento com pravastatina ou atorvastatina, o maior benefício clínico ocorreu não apenas para os indivíduos que atingiram LDL-c < 70mg/dL, mas também entre aqueles que atingiram valores de PCRas < 2mg/L. A análise foi baseada em parâmetros específicos para a LDL-c e para a PCRas e não pela escolha do tratamento, embora o uso de atorvastatina tenha sido mais efetivo no alcance dessas metas do que o de pravastatina. No mesmo estudo, a informação prognóstica aditiva sobre os níveis alcançados de LDL-c foram recentemente confirmados pela PCRas, mas não para outros parâmetros lipídicos como apoB/A-I, colesterol total/HDL-c e não HDL-c[24]. Entretanto, todos estes dados são análises *post-hoc* e não existe evidência a partir de estudo clínico que a intensificação do tratamento para o alcance dessas metas resulte em redução adicional de risco.

JUPITER DESENHO E OBJETIVOS

Quando o estudo JUPITER foi proposto, o uso de estatinas estava bem estabelecido para indivíduos de alto risco, incluindo aqueles em prevenção secundária, os hipercolesterolêmicos ou com *diabetes mellitus*[25]. Entretanto, o uso mais amplo de estatinas na prevenção primária ainda não havia sido adotado, a despeito de favoráveis resultados observados nos estudos AFCAPS/TexCAPS[26] e WOSCOPS[27].

JUPITER foi proposto para examinar se o uso diário de rosuvastatina 20mg poderia reduzir as taxas dos primeiros eventos cardiovasculares principais, incluindo morte cardiovascular, acidente vascular cerebral e infarto do miocárdio fatais ou não fatais, hospitalizações por angina instável ou revascularização arterial entre indivíduos com valores de LDL-c < 130mg/dL mas considerados de alto risco devido a níveis elevados da PCRas ($\geq$ 2mg/L)[28]. Objetivos secundários incluíram aspectos de segurança em longo tempo de exposição ao tratamento com a rosuvastatina, como mortalidade total, mortalidade não cardiovascular e eventos adversos. Outras análises pré-especificadas incluíram a incidência de *diabetes mellitus* tipo 2, taxas de tromboembolismo venoso e fraturas ósseas[28]. Todas as análises foram realizadas com base no princípio de "intenção de tratar".

O estudo incluiu homens com idade $\geq$ 50 anos e mulheres com idade $\geq$ 60 anos que tivessem LDL-c < 130mg/dL e triglicérides < 500mg/dL sem prévia história de doença coronariana, acidente vascular cerebral, revascularização arterial ou equivalente de risco coronariano de acordo com as diretrizes do *National Cholesterol Education Program* (NCEP). Critérios de exclusão foram os seguintes: uso atual de terapia hipolipemiante, conhecida hipersensibilidade pelo uso de terapia com estatinas, terapia de reposição hormonal, uso de antidepressivos, doença hepática ativa, *diabetes mellitus*, hipertensão arterial não controlada (> 190/100mmHg), história de câncer nos últimos cinco anos (exceto para câncer de pele não invasivo), hipotireoidismo não controlado, condições inflamatórias crônicas como artrite grave, lúpus ou doença inflamatória intestinal, história de alcoolismo ou abuso de drogas e ainda outras condições médicas ou psicológicas graves[28]. No JUPITER, grande número de indivíduos era idoso, tinha sobrepeso ou obesidade, com síndrome metabólica, o que pode ter contribuído para os níveis elevados da PCRas observados. De fato, uma relação direta entre fatores de risco pobremente controlados e PCRas foi observada no estudo PROVE-IT TIMI-22[29].

O estudo JUPITER incluiu 17.802 pacientes em 26 países da Europa, África e Américas (Norte, Central e Sul)[30]. As principais razões para a inegebilidade foram pacientes com LDL-c ≥ 130mg/dL ou PCRas < 2mg/L. Estas duas condições juntas foram responsáveis por aproximadamente 80% do total das exclusões.

Pela primeira vez, em um grande estudo com estatinas, foi incluído grande número de mulheres, afro-descendentes e hispânicas.

Além disso, no estudo JUPITER os valores de lipídios foram substancialmente mais baixos do que em estudos prévios, sendo o valor mediano de LDL-c apenas 108mg/dL, o da HDL-c 49mg/dL e o de triglicérides 118mg/dL. Entretanto, os valores medianos basais para a PCRas foram elevados, acima de 4,2mg/L.

O estudo JUPITER foi prematuramente interrompido após uma mediana de seguimento de apenas 1,9 ano (seguimento máximo, cinco anos) devido ao benefício inequívoco do tratamento ativo. De fato, nesta época, 142 desfechos cardiovasculares haviam sido observados no braço de tratamento com a rosuvastatina em comparação a 251 desfechos no grupo placebo (*hazard ratio* [HR] 0,56; intervalo de confiança 95% [IC], 0,46-0,69; p = 0,00001).

A análise do número necessário de indivíduos a serem tratados (NNT) para cinco anos foi estimado em apenas 25, de acordo com o método de Altman e Andersen[31]. Uma importante observação do estudo foi o declínio nas taxas de todos os componentes do objetivo primário, exceto para as taxas de hospitalização devido à angina instável e à morte cardiovascular.

Os benefícios foram observados em todos os subgrupos avaliados, incluindo grande número de mulheres, e para grupos étnicos menos representados em estudos anteriores, como hispânicos e afro-descendentes, idosos e indivíduos com síndrome metabólica. Os benefícios foram similares em homens e mulheres, em indivíduos com idade ≤ 65 ou > 65 anos, fumantes e não fumantes e para aqueles com escore de risco de Framingham ≤ 10% ou > 10%, de etnia caucasiana ou não, hipertensos ou não, com ou sem história familial de doença coronariana prematura, com índice de massa corporal normal, sobrepeso ou obesidade. Embora o estudo tenha terminado prematuramente, muitos indivíduos dos EUA e Canadá foram seguidos por mais de quatro anos e os benefícios não diferiram daqueles seguidos por menor tempo, como os indivíduos dos países latinos, europeus ou africanos[32].

RELAÇÃO ENTRE EVENTOS CARDIOVASCULARES E NÍVEIS DE LDL-c E PCRas

Para este propósito, no estudo JUPITER[33] foram examinados dados de 15.548 pacientes (87% da coorte total) e comparados às taxas de eventos do objetivo primário no grupo placebo, com os indivíduos atingindo valores de LDL-c ≥ 70mg/dL ou < 70mg/dL e PCRas ≥ 2mg/L ou < 2mg/L. Foram ainda feitas comparações adicionais para os pacientes que atingiram valores de PCRas ≥ 1mg/L ou < 1mg/L, e o valor aditivo da informação da PCRas foi testada não apenas para os valores mencionados de LDL-c, mas também para colesterol não HDL-c < 100mg/dL, apolipoproteína B < 0,8g/L e para a relação apoB/apoA < 0,5.

A correlação entre os níveis absolutos do LDL-c e PCRas obtidos pelo tratamento foi muito baixa (r = 0,10), e menos de 2% da variância da PCRas atingida pode ser explicada pela variância da LDL-c atingida[33].

Foi observado declínio significativo nas taxas de eventos para os pacientes que atingiram LDL-c < 70mg/dL em relação ao placebo (HR 0,45; IC 95% 0,34-0,60; p < 0,0001). Em relação aos pacientes que atingiram PCRas < 2mg/L, foi observada redução de 62% nas taxas de eventos (HR 0,38; IC 95% 0,26-0,56; p < 0,0001).

Para os pacientes que atingiram LDL-c < 70mg/dL e PCRas < 1mg/L, foi notado declínio de 79% na taxa de eventos do objetivo primário (HR 0,21; IC 95% 0,09-0,51; p < 0,0001).

Resultados similares foram obtidos pela substituição da análise da LDL-c por colesterol não HDL-c, apoB ou relação apoB/apoA[33].

PREVENÇÃO DO TROMBOEMBOLISMO

Esta foi outra importante contribuição do estudo JUPITER[34]. Embora estudos prévios tenham mostrado que as estatinas possuem benefícios na trombose[35-39], em parte baseados na inibição da isoprenilação de várias proteínas envolvidas na sinalização celular de marcadores da cascata da coagulação[40-43], a propriedade desses fármacos ainda não havia sido testada em estudos prospectivos envolvendo grande número de indivíduos.

A taxa de tromboembolismo venoso (TEV), incluindo a trombose venosa profunda, e o tromboembolismo pulmonar foram objetivos secundários pré-especificados no estudo JUPITER. Foram feitas análises da ocorrência de TEV em pacientes com condições predisponentes como traumatismo, hospitalização, cirurgia ou neoplasia e na ausência dessas condições.

Ocorreram 94 episódios de TEV, uma taxa comparável à de acidente vascular cerebral ou de infarto do miocárdio no estudo JUPITER. Destes, 34 ocorreram no braço rosuvastatina, e 60, no grupo placebo, determinando redução de 43% na ocorrência de TEV pelo tratamento ativo (HR 0,57; IC 95% 0,37-0,86; p = 0,007). Os eventos ocorreram principalmente entre os mais idosos, com síndrome metabólica, índice de massa corporal (IMC) $\geq 30\text{kg}/\text{m}^2$, apresentando níveis de PCRas $\geq 5\text{mg}/\text{L}$ e em acompanhamento no estudo por mais de 24 meses[34].

Outro aspecto interessante no estudo foi a independência da ocorrência dos eventos do território venoso em relação ao arterial e a redução de TEV sem nenhuma evidência de maior sangramento pelo tratamento ativo (258 episódios de sangramento com a rosuvastatina e 275 no grupo placebo, p = 0,45).

Assim, se projetado para cinco anos, o NNT para o objetivo primário no estudo acrescido do benefício no TEV seria apenas de 21 e ainda menor se acrescido da redução de mortalidade por todas as causas (NNT = 18). O benefício no TEV poderá ampliar, no futuro, as indicações de estatinas na prevenção das doenças cardiovasculares.

CONSIDERAÇÕES FINAIS

O estudo JUPITER mostrou que as estatinas podem ser de grande importância em vários desfechos cardiovasculares, mesmo em indivíduos com valores normais de colesterol ou de LDL-c.

A força de associação entre a diminuição dos desfechos cardiovasculares com a redução da PCRase não apenas com a LDL-c sugere que este biomarcador possa ser útil no acompanhamento desses pacientes, embora as estratégias para sua redução e os benefícios ainda não estejam totalmente elucidados. Nesse sentido, doses mais efetivas de estatinas, melhor controle de outros fatores de risco e mudanças de estilo de vida podem ter importante contribuição.

Entretanto, uma importante limitação do estudo JUPITER foi a falta de inclusão de indivíduos com PCRas < 2mg/L. Sem este importante subgrupo, não pudemos estimar o real benefício da estratificação de risco com base na PCRas. Por outro lado, com base em análises de subgrupos em prévios estudos, como AFCAPS/TexCAPS[20], foi previsto um risco muito baixo de eventos cardiovasculares para os indivíduos com baixos níveis de PCRas e de LDL-c, sendo previsto um NNT muito elevado para o uso de estatinas nessa situação. Por essa razão, não foi incluído esse braço pela necessidade de duplicação do número de pacientes a serem incluídos, custos substanciais envolvidos e pouca probabilidade de sucesso para este subgrupo.

Outro aspecto marcante do estudo JUPITER foi a redução do risco relativo na mesma magnitude para indivíduos com escore de Framingham ≤ 10% ou maior, embora o benefício seja principalmente para os indivíduos com taxa de eventos prevista maior que 5%, sugerindo que a PCRas possa de fato ajudar na identificação do risco para indivíduos em baixo ou intermediário risco, como sugerido pelo escore de Reynolds para indivíduos entre 5% e 20% de risco, tanto em homens como em mulheres.

Outra questão sugerida pelos resultados do estudo é o possível papel da PCR na fisiopatologia da aterosclerose. Durante muitos anos foi assumido que a PCRas fosse um marcador inespecífico da inflamação liberado pelo fígado sob estímulos inflamatórios de uma variedade de interleucinas, na presença de infecções virais comuns, pneumonias ou seguindo-se as síndromes coronarianas agudas[44-46]. Entretanto, mais recentemente tem sido sugerido que a PCR seja produzida por células musculares lisas da parede vascular sob estímulos inflamatórios locais do fator de necrose tumoral alfa, interleucina-6, além de outros marcadores inflamatórios. Além disso, o papel da PCR na expressão de moléculas de adesão que atraem monócitos circulantes foi também descrito, atuando ainda como ligante para o receptor da LDL-c oxidada (LOX-1), uma interação relacionada à promoção de aterogênese[47]. Modelos transgênicos que superexpressam a PCR humana também mostraram desenvolvimento mais acelerado da aterosclerose[48].

DEVEMOS NOS MOVER PARA DOIS ALVOS NA PREVENÇÃO DE EVENTOS CARDIOVASCULARES?

Antes do estudo JUPITER, outros estudos como PROVE-IT TIMI 22[23] ou Aggrastat-to-Zocor[34], ambos de prevenção secundária, já indicavam que o valor da PCRas obtido após o tratamento adicionava informação prognóstica. Após o JUPITER, os dados em conjunto sugerem que os valores da PCRas podem ser vantajosos na predição de risco cardiovascular ou efetividade do tratamento, tanto na prevenção primária como secundária da doença cardiovascular.

Entretanto, ainda faltam estudos que comparem estratégias para reduções adicionais da PCRas e se estas continuarão a expressar benefícios aos pacientes. Além disso, é provável que esta melhor estratégia tenha de ser individualizada, pois abstenção do fumo, perda de peso, maior nível de atividade física e controle pressórico com bloqueadores do sistema renina-angiotensina são possíveis alternativas a doses mais elevadas de estatinas e a escolha da melhor estratégia pode ser a combinação desses aspectos.

Os estudos com estatinas também sugerem um papel mais relevante dos chamados efeitos pleiotrópicos do que previamente a eles atribuído. De fato, a redução de desfechos arteriais e venosos em pacientes com níveis relativamente normais de colesterol sugere que outros mecanismos, como restauração da função endotelial, mobilização de células progenitoras, diminuição de formação de micropartículas e de erosão endotelial, e a diminuição de risco trombótico e da inflamação, possam ter grande importância para a redução de desfechos cardiovasculares[49-54].

Outro aspecto a ser considerado é o chamado efeito de classe. Embora todas essas propriedades pleiotrópicas tenham sido descritas com todas as estatinas hoje no mercado, existem consideráveis diferenças entre elas, tanto para reduções efetivas da LDL-c como da PCRas[55-58].

AS DOSAGENS REPETIDAS DE PCRas SÃO MUITO VARIÁVEIS?

Na realidade, pode haver muita variação se as condições clínicas forem distintas, como pacientes com recente hospitalização, infecção, traumatismo, síndrome coronariana aguda, cirurgia etc.

Assim, a medida da PCRas é muito mais reprodutível em pacientes que procuram o ambulatório sem uma condição aguda inflamatória. Nessas condições, a correlação entre medidas repetidas é muito similar às do colesterol ou até mesmo da pressão arterial, o que foi observado no braço placebo do estudo JUPITER[59] e em estudos observacionais com o de Reydjavik[60].

As principais indicações da medida da PCRas não se aplicariam aos diabéticos, pacientes em prevenção secundária ou aqueles identificados como de alto risco na prevenção primária, uma vez que todos seriam considerados de alto risco e a adição da informação prognóstica da PCRas não seria necessária para seu tratamento. Da mesma forma, indivíduos com hipercolesterolemia significativa não precisariam da PCRas para a terapia com hipolipemiantes. Por outro lado, seria de valor a medida da PCRas em indivíduos de meia-idade em prevenção primária, sobretudo em risco intermediário ou baixo (preferencialmente > 5%) que tivessem níveis normais ou relativamente normais de colesterol. Nessa situação, a utilização deste biomarcador parece vantajosa, permitindo uma estratificação de risco provavelmente custo-efetiva, uma vez que os métodos de imagem seriam alternativas de maior custo e sem estudos de intervenção que pudessem avaliar sua real contribuição.

QUAIS OS MÉTODOS SÃO REFERENDADOS PARA DOSAGEM DA PCRas?

O primeiro método utilizado para dosagem da PCR foi a aglutinação por látex e amplamente utilizada na avaliação de processos inflamatórios e infecciosos, porém este método não apresentava sensibilidade analítica para estratificar risco cardiovascular. Esta técnica era capaz apenas de detectar concentrações superiores a 6mg/L de PCR.

Com a evolução tecnológica, as novas metodologias melhoraram sua sensibilidade analítica e permitiram mensurar menores concentrações da PCR (0,1mg/L). A metodologia considerada padrão-ouro é a nefelometria. Este método foi utilizado nas primeiras publicações que consideraram a utilização da PCR como estratificador de risco cardiovascular[8-9].

Existem outros métodos capazes de avaliar a PCR com excelente correlação com a nefelometria. Entre eles estão a turbidimetria e a quimioluminescência.

Em conclusão, existe uma clara associação entre aterotrombose e inflamação, e os níveis de LDL-c propostos em diretrizes atuais na prevenção primária da doença coronariana poderão ser modificados na presença de inflamação.

Embora as estatinas possam reduzir a inflamação vascular, a adoção de um estilo adequado de vida permanece como primeira opção na prevenção primária da doença cardiovascular, especialmente para subgrupos de baixo risco, e deve ser enfatizada antes de um uso mais generalizado de fármacos.

O quadro 3.1 mostra alguns aspectos relativos às indicações de sua dosagem, bem como cuidados em sua interpretação.

Quadro 3.1 – Indicações, valores obtidos e interpretação para a PCRas.

Valores > 3mg/L constituem condição agravante de risco (na ausência de uma causa inflamatória), permitindo reclassificar o indivíduo em categoria de risco imediatamente superior*
Valores ≥ 2mg/L foram utilizados em vários estudos de prevenção secundária e primária na identificação de indivíduos sob maior taxa de eventos ou recorrência de eventos cardiovasculares
Valores aumentados de PCRas devem ser confirmados após 2-3 semanas para se afastar a condição inflamatória aguda, antes da prescrição de estatinas a longo prazo
O valor da PCRas no seguimento dos pacientes ainda não está contido em diretrizes, pois faltam estudos de intervenção para alvos de PCRas durante o seguimento clínico
As menores taxas de eventos cardiovasculares em estudos de prevenção primária e secundária têm sido obtidas entre os pacientes com níveis de LDL-c < 70mg/dL e PCRas < 1mg/L

*IV Diretriz sobre Dislipidemias e Prevenção da Aterosclerose do Departamento de Aterosclerose da Sociedade Brasileira de Cardiologia.

REFERÊNCIAS BIBLIOGRÁFICAS

1. Vasan RS. Commentary: C-reactive protein and risk prediction-moving beyond associations to assessing predictive utility and clinical usefulness. Intern J Epidemiol 2009;38(1):231-4.
2. Greenland P, Knoll MD, Stamler J, Neaton JD, Dyer AR, Garside DB, Wilson PW. Major risk factors as antecedents of fatal and nonfatal coronary heart disease events. JAMA 2003;290(7):891-7.
3. Libby P. The molecular mechanisms of the thrombotic complications of atherosclerosis. J Intern Med 2008;263(5):517-27.
4. Thim T, Hagensen MK, Bentzon JF, Falk E. From vulnerable plaque to atherothrombosis. J Intern Med 2008;263(5):506-16.
5. Emerging Risk Factors Collaboration, Kaptoge S, Di Angelantonio E, Lowe G, Pepys MB, Thompson SG, et al. C-reactive protein concentration and risk of coronary heart disease, stroke, and mortality: an individual participant meta-analysis. Lancet 2010;375 (9709):132-40.
6. Haverkate F, Thompson SG, Pyke SD, Gallimore JR, Pepys MB. Production of C-reactive protein and risk of coronary events in stable and unstable angina. European Concerted

Action on Thrombosis and Disabilities Angina Pectoris Study Group. Lancet 1997;I349(9050):462-6.
7. Ridker PM, Cushman M, Stampfer MJ, Tracy RP, Hennekens CH. Inflammation, aspirin, and the risk of cardiovascular disease in apparently healthy men. N Engl J Med 1997;336(14):973-9.
8. Ridker PM, Rifai N, Rose L, Buring JE, Cook NR. Comparison of C-reactive protein and low-density lipoprotein cholesterol levels in the prediction of first cardiovascular events. N Engl J Med 2002;347(20):1557-65.
9. Ridker PM, Buring JE, Shih J, Matias M, Hennekens CH. Prospective study of C-reactive protein and the risk of future cardiovascular events among apparently healthy women. Circulation 1998;98(8):731-3.
10. Ridker PM, Hennekens CH, Buring JE, Rifai N. C-reactive protein and other markers of inflammation in the prediction of cardiovascular disease in women. N Engl J Med 2000;342(12):836-43.
11. Pradhan AD, Manson JE, Rossouw JE, et al. Inflammatory biomarkers, hormone replacement therapy, and incident coronary heart disease: prospective analysis from the Women's Health Initiative observational study. JAMA 2002;288(8):980-7.
12. Pai JK, Pischon T, Ma J, et al. Inflammatory markers and the risk of coronary heart disease in men and women. N Engl J Med 2004;351(25):2599-610.
13. Koenig W, Löwel H, Baumert J, Meisinger C. C-reactive protein modulates risk prediction based on the Framingham Score: implications for future risk assessment: results from a large cohort study in southern Germany. Circulation 2004;109(11):1349-53.
14. Ballantyne CM, Hoogeveen RC, Bang H, et al. Lipoprotein-associated phospholipase A2, high-sensitivity C-reactive protein, and risk for incident ischemic stroke in middle-aged men and women in the Atherosclerosis Risk in Communities (ARIC) study. Arch Intern Med 2005;165(21):2479-84.
15. Strandberg TE, Tilvis RS. C-reactive protein, cardiovascular risk factors, and mortality in a prospective study in the elderly. Arterioscler Thromb Vasc Biol 2000;20(4):1057-60.
16. Woodward M, Welsh P, Rumley A, Tunstall-Pedoe H, Lowe GD. Do inflammatory biomarkers add to the discrimination of cardiovascular disease after allowing for social deprivation? Results from a 10 year cohort study in Glasgow, Scotland. Eur Heart J 2009.
17. Danesh J, Wheeler JG, Hirschfield GM, et al. C-reactive protein and other circulating markers of inflammation in the prediction of coronary heart disease. N Engl J Med 2004;350(14):1387-97.
18. Folsom AR, Chambless LE, Ballantyne CM, et al. An assessment of incremental coronary risk prediction using C-reactive protein and other novel risk markers: the atherosclerosis risk in communities study. Arch Intern Med 2006;166(13):1368-73.
19. Ridker PM, Rifai N, Pfeffer MA, Sacks F, Braunwald E. Long-term effects of pravastatin on plasma concentration of C-reactive protein. The Cholesterol and Recurrent Events (CARE) Investigators. Circulation 1999;100(3):230-5.
20. Ridker PM, Rifai N, Clearfield M, et al. Measurement of C-reactive protein for the targeting of statin therapy in the primary prevention of acute coronary events. N Engl J Med 2001;344(26):1959-65.
21. Nissen SE. Effect of intensive lipid lowering on progression of coronary atherosclerosis: evidence for an early benefit from the Reversal of Atherosclerosis with Aggressive Lipid Lowering (REVERSAL) trial. Am J Cardiol 2005;96(5A):61F-68F.
22. Nissen SE, Tuzcu EM, Schoenhagen P, et al. Statin therapy, LDL cholesterol, C-reactive protein, and coronary artery disease. N Engl J Med 2005;352(1):29-38.
23. Ridker PM, Cannon CP, Morrow D, et al. C-reactive protein levels and outcomes after statin therapy. N Engl J Med 2005;352(1):20-8.

24. Ray KK, Cannon CP, Cairns R, Morrow DA, Ridker PM, Braunwald E. Prognostic utility of apoB/AI, total cholesterol/HDL, non-HDL cholesterol, or hs-CRP as predictors of clinical risk in patients receiving statin therapy after acute coronary syndromes: results from PROVE IT-TIMI 22. Arterioscler Thromb Vasc Biol 2009;29(3):424-30.
25. Expert Panel on Detection, Evaluation, and Treatment of High Blood Cholesterol in Adults. Executive Summary of The Third Report of The National Cholesterol Education Program (NCEP) Expert Panel on Detection, Evaluation, and Treatment of High Blood Cholesterol in Adults (Adult Treatment Panel III). JAMA 2001;285(19):2486-97.
26. Downs JR, Clearfield M, Weis S, et al. Primary prevention of acute coronary events with lovastatin in men and women with average cholesterol levels: results of AFCAPS/TexCAPS. Air Force/Texas Coronary Atherosclerosis Prevention Study. JAMA 1998;279(20): 1615-22.
27. Shepherd J, Cobbe SM, Ford I, et al. Prevention of coronary heart disease with pravastatin in men with hypercholesterolemia. West of Scotland Coronary Prevention Study Group. N Engl J Med 1995;333(20):1301-7.
28. Ridker PM, JUPITER Study Group. Rosuvastatin in the primary prevention of cardiovascular disease among patients with low levels of low-density lipoprotein cholesterol and elevated high-sensitivity C-reactive protein: rationale and design of the JUPITER trial. Circulation 2003;108(19):2292-7.
29. Ray KK, Cannon CP, Cairns R, et al. Relationship between uncontrolled risk factors and C-reactive protein levels in patients receiving standard or intensive statin therapy for acute coronary syndromes in the PROVE IT-TIMI 22 trial. J Am Coll Cardiol 2005;46(8): 1417-24.
30. Ridker PM, Fonseca FA, Genest J, et al. Baseline characteristics of participants in the JUPITER trial, a randomized placebo-controlled primary prevention trial of statin therapy among individuals with low low-density lipoprotein cholesterol and elevated high-sensitivity C-reactive protein. Am J Cardiol 2007;100(11):1659-64.
31. Altman DG, Andersen PK. Calculating the number needed to treat for trials where the outcome is time to event. BMJ 1999;319(7223):1492-5.
32. Ridker PM, Danielson E, Fonseca FA, Genest J, Gotto AM Jr, Kastelein JJ, et al., JUPITER Study Group. Rosuvastatin to prevent vascular events in men and women with elevated C-reactive protein. N Engl J Med 2008;359:2195-207.
33. Ridker PM, Danielson E, Fonseca FA, et al. Reduction in C-reactive protein and LDL cholesterol and cardiovascular event rates after initiation of rosuvastatin: a prospective study of the JUPITER trial. Lancet 2009;373(9670):1175-82.
34. Glynn RJ, Danielson E, Fonseca FA, et al. A randomized trial of rosuvastatin in the prevention of venous thromboembolism. N Engl J Med 2009;360(18):1851-61.
35. Undas A, Brummel-Ziedins KE, Mann KG. Statins and blood coagulation. Arterioscler Thromb Vasc Biol 2005;25(2):287-94.
36. Kaba NK, Francis CW, Moss AJ, et al. Effects of lipids and lipid-lowering therapy on hemostatic factors in patients with myocardial infarction. J Thromb Haemost 2004;2(5): 718-25.
37. Albert MA, Danielson E, Rifai N, Ridker PM; PRINCE Investigators. Effect of statin therapy on C-reactive protein levels: the pravastatin inflammation/CRP evaluation (PRINCE): a randomized trial and cohort study. JAMA 2001;286(1):64-70.
38. Eto M, Luscher TF. Modulation of coagulation and fibrinolytic pathways by statins. Endothelium 2003;10(1):35-41.
39. Grady D, Wenger NK, Herrington D, et al. Postmenopausal hormone therapy increases risk for venous thromboembolic disease. The Heart and Estrogen/Progestin Replacement Study. Ann Intern Med 2000;132(9):689-96.

40. Ray JG, Mamdani M, Tsuyuki RT, Anderson DR, Yeo EL, Laupacis A. Use of statins and the subsequent development of deep vein thrombosis. Arch Intern Med 2001;61(11): 1405-10.
41. Doggen CJ, Lemaitre RN, Smith NL, Heckbert SR, Psaty BM. HMG CoA reductase inhibitors and the risk of venous thrombosis among postmenopausal women. J Thromb Haemost 2004;2(5):700-1.
42. Lacut K, Oger E, Le Gal G, et al. Statins but not fibrates are associated with a reduced risk of venous thromboembolism: a hospital-based case-control study. Fundam Clin Pharmacol 2004;18(4):477-82.
43. Ramcharan AS, Van Stralen KJ, Snoep JD, Mantel-Teeuwisse AK, Rosendaal FR, Doggen CJ. HMG-CoA reductase inhibitors, other lipid-lowering medication, antiplatelet therapy, and the risk of venous thrombosis. J Thromb Haemost 2009;7(4):514-20.
44. Ridker PM. The JUPITER trial results, controversies, and implications for prevention. Circ Cardiovasc Qual Outcomes 2009;2:279-85.
45. Apple FS, Smith SW, Pearce LA, Murakami MM. Assessment of the multiple-biomarker approach for diagnosis of myocardial infarction in patients presenting with symptoms suggestive of acute coronary syndrome. Clin Chem 2009;5(1):93-100.
46. Ridker PM, Friedewald VE, Davidson MH, Willerson JT, Roberts WC. The editor's roundtable: the JUPITER trial – initial results and clinical implications. Am J Cardiol 2009;103(10):1417-25.
47. Shih HH, Zhang S, Cao W, Hahn A, et al. CRP is a novel ligand for the oxidized LDL receptor LOX-1. Am J Physiol Heart Circ Physiol 2009;296(5):H1643-50.
48. Paul A, Ko KW, Li L, et al. C-reactive protein accelerates the progression of atherosclerosis in apolipoprotein E-deficient mice. Circulation 2004;109(5):647-55.
49. Full LE, Ruisanchez C, Monaco C. The inextricable link between atherosclerosis and prototypical inflammatory diseases rheumatoid arthritis and systemic lupus erythematosus. Arthritis Res Ther 2009;11(2):217.
50. Haque S, Mirjafari H, Bruce IN. Atherosclerosis in rheumatoid arthritis and systemic lupus erythematosus. Curr Opin Lipidol 2008;19(4):338-43.
51. Zhou Q, Liao JK. Statins and cardiovascular diseases: from cholesterol lowering to pleiotropy. Curr Pharm Des 2009;15(5):467-78.
52. Rawlings R, Nohria A, Liu PY, et al. Comparison of effects of rosuvastatin (10 mg) versus atorvastatin (40 mg) on rho kinase activity in Caucasian men with a previous atherosclerotic event. Am J Cardiol 2009;103(4):437-41.
53. Wang CY, Liu PY, Liao JK. Pleiotropic effects of statin therapy: molecular mechanisms and clinical results. Trends Mol Med 2008;14:37-44.
54. Liu PY, Liu YW, Lin LJ, Chen JH, Liao JK. Evidence for statin pleiotropy in humans: differential effects of statins and ezetimibe on rho-associated coiled-coil containing protein kinase activity, endothelial function, and inflammation. Circulation 2009;119(1): 131-8.
55. Fonseca FA, Ruiz A, Cardona-Muñoz EG, Silva JM, Fuenmayor N, Marotti M; DISCOVERY PENTA investigators. The DISCOVERY PENTA study: a DIrect Statin COmparison of LDL-c Value – an Evaluation of Rosuvastatin therapy compared with atorvastatin. Curr Med Res Opin 2005;21(8):1307-15.
56. Jones PH, Hunninghake DB, Ferdinand KC, et al. Statin Therapies for Elevated Lipid Levels Compared Across Doses to Rosuvastatin Study Group. Effects of rosuvastatin versus atorvastatin, simvastatin, and pravastatin on non-high-density lipoprotein cholesterol, apolipoproteins, and lipid ratios in patients with hypercholesterolemia: additional results from the STELLAR trial. Clin Ther 2004;26(9):1388-99.

57. Wlodarczyk J, Sullivan D, Smith M. Comparison of benefits and risks of rosuvastatin versus atorvastatin from a meta-analysis of head-to-head randomized controlled trials. Am J Cardiol 2008;102(12):1654-62.
58. Asher J, Houston M. Statins and C-reactive protein levels. J Clin Hypertens (Greenwich) 2007;9(8):622-8.
59. Glynn RJ, MacFadyen JG, Ridker PM. Tracking of high-sensitivity C-reactive protein after an initially elevated concentration: the JUPITER study. Clin Chem 2009;55(2):305-12.
60. Spósito A, Carameli B, Fonseca FA, Bertolami MC, et al. IV Diretriz sobre Dislipidemias e Prevenção da Aterosclerose. Arq Bras Cardiol 2007;88(Suppl 1):2-19.

4

Lipídios e Lipoproteínas

MARIA CRISTINA DE OLIVEIRA IZAR
FRANCISCO ANTONIO HELFENSTEIN FONSECA

DEFINIÇÃO E CLASSIFICAÇÃO

Lipoproteínas (LPs) são partículas compostas de lipídios e proteínas que se mantêm unidas por forças não covalentes. Sua estrutura é semelhante à de uma gota de óleo com uma monocamada externa de fosfolipídios, colesterol não esterificado e proteínas, e um *core* central composto de lipídios neutros, predominantemente ésteres de colesterol e triglicérides[1]. A principal função das LPs é transportar lipídios e substâncias lipossolúveis para todo o organismo. Embora a estrutura básica das lipoproteínas seja muito semelhante, estas classes diferem entre si na sua proporção relativa de lipídios, na relação proteína:lipídio e no tipo de proteína presente na partícula, resultando em diferenças no tamanho, densidade e mobilidade eletroforética[2]. Embora inicialmente as LPs tenham sido classificadas por sua mobilidade eletroforética, atualmente a classificação mais usada se baseia na sua densidade. Cada classe de lipoproteína também é subdividida estrutural e funcionalmente em subclasses, que possuem propriedades estruturais e funcionais distintas.

As proteínas associadas às lipoproteínas são chamadas de apolipoproteínas, as quais são estruturas anfipáticas por natureza e apresentam regiões hidrofóbicas e hidrofílicas[3]; dessa forma, podem interagir tanto com os lipídios das LPs como com o meio aquoso. Por essa característica das apolipoproteínas, elas atuam, em sua maioria, como detergentes e possuem um papel importante na determinação e na manutenção do tamanho e da estrutura da partícula[4]. Elas também agem como mediadores do metabolismo, seja como ligantes de receptores celulares[5,6], seja como cofatores de enzimas envolvidas no metabolismo das LPs[7,8].

Estudos clássicos realizados por Gofman et al. nos anos 1950-1960 com ultracentrífuga analítica mostraram, pela primeira vez, a heterogeneidade dos complexos que transportam lipídios. No entanto, as lipoproteínas não podem ser isoladas por ultracentrifugação analítica, e a publicação de um método conveniente para o preparo das classes de LP concentrou-se nas propriedades das LPs de muito baixa (VLDL-c), baixa (LDL-c) e alta (HDL-c) densidade. A estrutura, a função e o metabolismo dessas LPs foram muito investigados nos anos subsequentes, porém, até recentemente, era desconhecido o papel das diferenças entre as classes de LP e suas propriedades funcionais, em especial sobre sua capacidade de promover ou inibir o processo aterogênico.

Para compreender melhor o papel das LPs, é necessário conhecer os metabolismos exógeno e endógeno dos lipídios[2]. As LPs ricas em triglicérides participam dessas duas vias. Sumariamente, a via endógena lida com os lipídios da dieta, e inicia-se com a absorção intestinal desses lipídios, seu empacotamento pelo enterócito na forma de quilomícron e sua secreção na circulação linfática para depois atingir a circulação sanguínea. Na circulação, os quilomícrons sofrem a ação enzimática da lipoproteína lipase, que hidrolisa os triglicérides em ácidos graxos e glicerol. O diâmetro da partícula de quilomícron diminui como resultado da depleção de triglicérides, e o excesso de material de superfície, como os lipídios e as apolipoproteínas, deixa a partícula e é transferido para a LP de alta densidade (HDL-c). A resultante da hidrólise de triglicérides são os remanescentes de quilomícrons, que são rapidamente removidos da circulação, por meio da captação hepática mediada por receptores. A via endógena é semelhante à exógena, porém envolve os lipídios presentes no organismo. O fígado sintetiza e secreta as lipoproteínas de densidade muito baixa (VLDL-c). A lipoproteína lipase catabolıza os triglicérides contidos na partícula VLDL-c e produz remanescentes de VLDL-c, também chamados de lipoproteínas de densidade intermediária (IDL-c). Da mesma forma que para os quilomícrons, o excesso de material de superfície das VLDL-c é transferido para as HDL-c.

Em humanos, cerca de 20-60% das VLDL-c são convertidas em lipoproteínas de baixa densidade (LDL-c), sendo o restante removido da circulação. Esse processo catabólico com sucessivas hidrólises depleta a maior parte dos triglicérides da partícula. Assim, as LDL-c são partículas ricas em colesterol e seu principal transportador.

Evidências epidemiológicas demonstram que o nível de LDL-colesterol apresenta forte correlação com a incidência de aterosclerose[9]. Além desse marcador, os níveis de triglicérides e as IDL-c podem ser importantes fatores de risco para a aterosclerose em indivíduos selecionados. Uma outra LP muito variável é a lipoproteína (a) [Lp(a)]. A Lp(a) está presente em concentrações variáveis, dependendo das características genéticas dos indivíduos e da população estudada. Assim, afro-americanos apresentam níveis de Lp(a) mais elevados do que os norte-americanos ou europeus. É também considerada um fator de risco cardiovascular independente; a Lp(a) representa uma partícula de LDL-c à qual uma apo(a) adicional está ligada[10]. A apo(a) apresenta homologia estrutural ao plasminogênio, e seu papel na aterogênese e na trombose pode ser explicado, pelo menos em parte, por essa característica. A apo(a) contém repetições de regiões estruturais, chamadas *kringles*, que são semelhantes às estruturas presentes na enzima fibrinolítica plasminogênio, e em vários estudos a Lp(a) foi associada a maior risco coronariano, aterosclerose acelerada e reestenose de um enxerto vascular.

A HDL-c (lipoproteína de alta densidade) é a menor das lipoproteínas, sendo bastante heterogênea em termos de tamanho, forma, composição e carga de superfície[11]. Apresenta diâmetro entre 8 e 13nm, com densidade média ao redor de 1,063g/L e grande variabilidade na sua constituição com valores medianos de colesterol-éster entre 10 e 20%, colesterol livre 5%, triglicérides 7%, fosfolipídios 25% e apoproteínas entre 48 e 53%. Sua principal apoproteína é a apoA, encontrando-se 70% de apoA-I e 20% de apoA-II. Porém, também estão presentes concentrações reduzidas de apoE, apoC e traços de apoA-IV. Quando observadas à microscopia eletrônica, as partículas de HDL-c podem aparecer tanto na forma esférica como na forma discoide. A HDL-c esférica possui um núcleo hidrofóbico composto principalmente por ésteres de colesterol e pequenas quantidades de triglicérides, circundados na superfície por uma camada hidrofílica de fosfolipídios, colesterol livre e envolvida por um anel de apoproteínas. A fração HDL-c separada por ultracentrifugação apresenta duas principais subpopulações, HDL-2 e HDL-3, que diferem entre si quanto a seu significado clínico. A HDL-2 é maior e tem menor densidade (entre 1,063 e 1,125g/L) que a HDL-3 (entre 1,125 e 1,21g/L). Quando separadas com base em suas cargas de superfície por meio de eletroforese em gel de agarose, as partículas de HDL-c exibem migração alfa, pré-alfa, pré-beta ou gama. As HDL-c que migram na faixa alfa são partículas esféricas e representam a maior proporção da HDL-c plasmática, incluindo as HDL-2 e HDL-3. As partículas nascentes de HDL-c, na sua forma monomolecular de apoA-I ou no formato discoidal contendo duas ou três moléculas de apoA-I agregadas a pequenas quantidades de fosfolipídios e colesterol livre, apresentam migração pré-beta e pré-alfa. Uma subpopulação menor de gama-HDL-c tem sido descrita como partículas discoidais contendo apoE e fosfolipídios[12].

DOSAGENS LABORATORIAIS DE LIPÍDIOS E APOLIPOPROTEÍNAS

LIPÍDIOS

Os lipídios colesterol total e triglicérides são mensurados em geral no soro, mas podem ser dosados no plasma. A HDL-colesterol (HDL-c) é quantificada no sobrenadante do soro, após precipitação das lipoproteínas contendo apoB. A VLDL-colesterol (VLDL-c) e a LDL-colesterol (LDL-c) são analisadas de maneira indireta, por meio da equação de Friedewald (colesterol total = HDL-c + LDL-c + VLDL-c, onde VLDL-c = triglicérides/5, sendo utilizada apenas quando os níveis de triglicérides forem inferiores a 400mg/dL)[13]. O método de análise dos lipídios é enzimático automatizado. A variabilidade do método é de 5 a 10%, mas pode ser maior[14-16] e o paciente precisa estar em jejum de 12 horas. A variabilidade para as dosagens de triglicérides é ainda maior. As variações na determinação dos lipídios iniciam-se desde o preparo para a coleta de sangue, até a coleta propriamente dita (variação pré-analítica), além da variação analítica intraindividual. A tabela 4.1 apresenta os coeficientes de variação biológica e analítica dos lipídios[17].

Mais recentemente, tem sido feita dosagem de LDL-c por método direto do colesterol homogêneo, cujos valores são semelhantes aos da LDL-c estimado, quando os triglicérides são < 400mg/dL, porém não existe uma padronização internacional para o método[18-20].

Tabela 4.1 – Coeficiente de variação analítica e biológica nas dosagens dos lipídios.

Determinação	Coeficiente de variação		
	Biológica (%)	Analítica (%)	Total (%)
Colesterol total	6,1	3,0	9,1
HDL-c	7,4	6,0	13,4
LDL-c	9,5	4,0	13,5
Triglicérides	22,6	5,0	27,6

APOLIPOPROTEÍNAS

Dosagens das apolipoproteínas são realizadas por nefelometria ou imunoturbidimetria. Existe padronização internacional para as dosagens, *kits* comerciais disponíveis para os ensaios, e os erros do método são inferiores a 5%. O paciente não precisa estar em jejum para a coleta e os métodos podem ser automatizados, diminuindo o custo das análises[19-23]. No caso da apoB, por ser constituinte das lipoproteínas ricas em triglicérides e a proteína constitutiva da LDL-c, sua dosagem reflete o número de partículas aterogênicas, que contém apoB, e permite inferir sobre o tamanho das partículas de LDL-c (pequenas e densas), o que é de particular interesse na síndrome metabólica, *diabetes mellitus*, em que esse fenótipo de LDL-c é predominante[24,25]. A dosagem das apolipoproteínas pode ser feita em material congelado (plasma); existem valores de corte propostos para avaliação do risco e metas terapêuticas, especialmente para a apoB[18,20,25-27]. Os níveis de apoA mantêm boa correlação com a HDL-c, mas a apoB apresenta vantagens à análise isolada da LDL-c. A medida da apoB oferece informação adicional à da LDL-c na avaliação do risco cardiovascular e na escolha adequada da terapêutica farmacológica[28-30].

LIPÍDIOS E APOLIPOPROTEÍNAS COMO MARCADORES DE RISCO E METAS TERAPÊUTICAS

As recomendações do *The Adult Treatment Panel III* (ATP III)[9] e da IV Diretriz Brasileira sobre Dislipidemias e Prevenção da Aterosclerose[17] focam a LDL-c como o principal objetivo no diagnóstico lipídico e a base para a decisão terapêutica. Além deste, a medida da HDL-c e dos triglicérides e o cálculo das relações colesterol total/HDL-c e LDL-c/HDL-c são considerados bons índices aterogênicos. Por outro lado, estas mesmas diretrizes recomendam que a não HDL-colesterol (não HDL-c) seja utilizada para decisão clínica em pacientes com hipertrigliceridemia. A justificativa é que a não HDL-c inclui o colesterol de todas as lipoproteínas aterogênicas e permite um melhor índice aterogênico do que a medida isolada da LDL-c, especialmente em indivíduos com hipertrigliceridemia. A não HDL-c é considerada um substituto para a apoB, que mede o número total de partículas aterogênicas e tornou-se uma alternativa para a LDL-c e um substituto para a apoB.

Existem algumas críticas ao uso da não HDL-c em substituição à apoB em diabéticos. Um estudo publicado por Wagner et al.[30] mostrou que nesse subgrupo de pacientes havia concordância entre não HDL-c e a apoB nos indivíduos que apresentavam triglicérides > 2,25mmol/L, enquanto nos demais (triglicérides abaixo de 2,25mmol/L) houve não concordância, sendo que uma parte dos indivíduos apresentava não HDL-c elevada, e a outra, apoB elevada. Entre os indivíduos com não HDL-c normal, a apoB estava elevada em 48%. Estes achados têm importância prática para o início e o ajuste de dose dos fármacos hipolipemiantes em diabéticos e a não utilização da mensuração da apoB pode subestimar a necessidade de um tratamento mais agressivo ou sugerir um controle adequado em quem, na verdade, nem todas as metas foram alcançadas. Existe ampla base de evidências que suportam o papel dos níveis elevados de apoB, e a relação apoB/apoA-1 como novos marcadores do risco cardiovascular[32], oriunda de resultados de estudos clínicos prospectivos, ensaios clínicos randomizados com hipolipemiantes em indivíduos saudáveis e em pacientes com diferentes manifestações de doença aterosclerótica. O risco de infarto do miocárdio fatal, ou não fatal, de acidente vascular cerebral e as manifestações de aterosclerose documentadas por angiografia, ultrassonografia, além de outras técnicas, têm sido relacionados aos lipídios e às lipoproteínas. O balanço do colesterol determinado pela relação apoB/apoA-1 tem-se mostrado de maneira consistente ser um melhor marcador do que os lipídios, lipoproteínas e as razões lipídicas. Os resultados indicam que a relação apoB/apoA-1 seja um índice simples, de boa acurácia, e um novo fator de risco para a doença cardiovascular. Quanto menor a relação apoB/apoA-1, menor o risco.

Com essas considerações, qual seria a razão para que a medida das apolipoproteínas não seja incorporada em recomendações de diretrizes e não esteja disponível na prática clínica? Em primeiro lugar, pode haver dúvidas sobre a implementação de uma nova técnica, embora exista padronização e confiabilidade de resultados nos laboratórios que realizam as análises. Uma segunda possibilidade é de que a necessidade de consensos referendem tais medidas para sua implementação rotineira. Tais decisões requerem reuniões, com avaliação crítica do novo método a ser implementado, alocação de recursos financeiros, o que limita a criação de novas diretrizes. Na tabela 4.2 apresentamos as metas terapêuticas para os lipídios de acordo com o risco cardiovascular.

São também sugeridas recomendações para as relações colesterol total/HDL-c < 5 e LDL-c/HDL-c < 3. Para a apoB sugerem-se valores menores

Tabela 4.2 – Valores de recomendação de lipídios para tratamento hipolipemiante.

Estimativa de risco em 10 anos		Meta terapêutica (mg/dL)	
		LCL-c*	Não HDL-c
Baixo risco	< 10%	< 190	< 190
Risco intermediário	10-20%	< 160	< 160
Alto risco ou diabetes	> 20%	< 130 (opcional < 100)	< 130 (opcional < 100)
Aterosclerose significativa	> 20%	< 70	< 100
	HDL-c	Triglicérides	
Homens	≥ 40	< 150	
Mulheres	≥ 50	< 150	
Diabéticos	≥ 50	< 150	

que 70mg/dL e para a relação apoB/apoA-1 são considerados ideais valores menores que 0,7. A vantagem do uso dessa relação está em permitir a avaliação do balanço entre as lipoproteínas pró e antiaterogênicas. No entanto, enquanto novos consensos e resultados de intervenções terapêuticas favoráveis ao uso destes índices, toda a estratégia diagnóstica, a avaliação do risco cardiovascular e as metas terapêuticas devem permanecer guiadas pelos lipídios convencionais.

REFERÊNCIAS BIBLIOGRÁFICAS

1. Scanu AM, Landsberger FR. Lipoprotein structure. Ann N Y Acad Sci 1980;348:1-436.
2. Gotto AM, Pownall HJ, Havel RJ. Introduction to the plasma lipoproteins. Methods Enzymol 1986;128:3-41.
3. Segrest JP, Jackson RL, Morrisett JD, et al. A molecular theory of lipid-protein interactions in the plasma lipoproteins. FEBS Let 1974;38:247-53.
4. Segrest JP, Garber DW, Brouillette CG, et al. The amphipathic α helix: a multifunctional structural motif in plasma lipoproteins. Adv Protein Chem 1994;45:303-69.
5. Brown MS, Kovanen PT, Goldstein JL, et al. Receptor mediated uptake of lipoprotein-cholesterol and its utilization for steroid synthesis in the adrenal cortex. Recent Prog Horm Res 1979;35:2215-31.
6. Windler E, Chao YS, Havel RJ. Determinants of hepatic uptake of triglyceride-rich lipoproteins and their remnants in the rat. J Biol Chem 1980;255:5475-80.
7. Glomset JA. The plasma lecithin:cholesterol acyltransferase reaction. J Lipid Res 1968;9:155-67.
8. Hanh PF. Abolishment of alimentary lipemia following injection of heparin. Science 1943;98:19.

9. Third report of the National Cholesterol Education Program (NCEP) Expert Panel on detection, evaluation, and treatment of high blood cholesterol in adults (Adult Treatment Panel III). Circulation 2002;106:3143.
10. Scanu AM. Lipoprotein (a) and coronary disease. In: Kriesberg RA, Segrest JP. Plasma, lipoproteins, and coronary artery disease. Cambridge, MA: Blackwell Scientific; 1992. p. 175-99.
11. Link JJ, Rohatgi A, de Lemos JA. HDL Cholesterol: physiology, pathophysiology and management. Curr Probl Cardiol 2007;32:268-314.
12. Rye KA, Barter PJ. Formation and metabolism of prebeta-migrating, lipid poor apolipoprotein A-I. Arterioscler Thromb Vasc Biol 2004;24:421-8.
13. Friedewald WT, Levy RI, Fredrickson DS. Estimation of the concentration of low-density lipoprotein cholesterol in plasma, without use of the preparative ultracentrifuge. Clin Chem 1972;18:499-502.
14. Scharnagl H, Nauck M, Wieland H, Ma¨rz W. The Friedewald formula underestimates LDL cholesterol at low concentrations. Clin Chem Lab Med 2001;39:426-31.
15. Otvos JD. Why cholesterol measurements may be misleading about lipoprotein levels and cardiovascular disease risk – clinical implications of lipoprotein quantification using NMR spectroscopy. J Lab Med 2002;26:544-50.
16. Sniderman AD, Blank D, Zakarian R, Bergeron J, Frohlich J. Triglycerides and small dense LDL: the twin Achilles heels of the Friedewald formula. Clin Biochem 2003;36:499-504.
17. IV Diretriz Brasileira sobre Dislipidemias e Prevenção da Aterosclerose. Arq Bras Cardiol 2007;88:1-19.
18. Walldius G, Jungner I. Apolipoprotein B and apolipoprotein A-I: risk indicators of coronary heart disease and targets for lipid-modifying therapy. J Intern Med 2004;255/2: 188-205.
19. Marcovina S, Packard CJ. Measurement and meaning of apolipoprotein AI and apolipoprotein B plasma levels. J Intern Med 2006;259:437-46.
20. Sniderman AD, Barter PJ, Ballantyne CM et al. Report of the thirty person/ten country panel. ApoB versus cholesterol to estimate cardiovascular risk and to guide therapy. J Intern Med 2006;259:247-58.
21. Marcovina SM, Albers JJ, Henderson LO, Hannon WH. International Federation of Clinical Chemistry standardization project for measurements of apolipoproteins A-I and B: III. Comparability of apolipoprotein A-I values by use of International Reference Material. Clin Chem 1993;39:773-81.
22. Marcovina SM, Albers JJ, Kennedy H, Mei JV, Henderson LO, Hannon WH. International Federation of Clinical Chemistry standardization project for measurements of apolipoproteins A-I and B: IV. Comparability of apolipoprotein B values by use of International Reference Material. Clin Chem 1994;40:586-92.
23. Steinmetz J, Tarallo P, Fournier B, Caces E, Siest G. Reference limits of apolipoprotein A-I and apolipoprotein B using an IFCC standard immunonephelometric method. Eur J Clin Chem Clin Biochem 1995;33:337-42.
24. Steinmetz J, Caces E, Couderc R, Beucler I, Legrand A, Henney J. Reference values of apolipoproteins AI and B. Contribution of International standardization. Ann Biol Clin 1997;55:451-4.
25. Charlton-Menys V, Durrington P. Apolipoproteins A-I and B as therapeutic targets. J Intern Med 2006;259:462-72.
26. Jungner I, Marcovina SM, Walldius G, Holme I, Kolar W, Steiner E. Swedish males and females, standardized according to the World Health Organization-International Fed-

eration of Clinical Chemistry First International Reference Materials. Clin Chem 147;576:1641-9.
27. Denke MA. Weighing in Before the Fight. Low-density lipoptotein cholesterol and non-high-density lipoprotein cholesterol versus apolipoprotein B as the best predictor for coronary heart disease and the best measure of therapy. Circulation 2005;112:3368-70.
28. Genest J, Frohlich J, Fodor G, McPherson R for the Working Group on Hypercholesterolemia and other Dyslipidemias. Recommendations for the management of dyslipidemia and the prevention of cardiovascular disease: summary of the 2003 update. Can Med Assoc J 2003;169:921-4.
29. Contois JH, McNamara JR, Lammi-Keefe CJ, Wilson PWF, Massow T, Schaefer EJ. Reference intervals for plasma apolipoprotein B determined with a standardized commercial immunoturbidimetric assay: results from the Framingham Offspring Study. Clin Chem 1996;42:515-23.
30. Contois JH, McNamara JR, Lammi-Keefe CJ, Wilson PWF, Massow T, Schaefer EJ. Reference intervals for plasma apolipoprotein A-I determined with a standardized commercial immunoturbidimetric assay: results from the Framingham Offspring Study. Clin Chem 1996;42:507-14.
31. Wagner AM, Perez A, Zapico E, Ordonez- Llanos J. Non-HDL cholesterol and apolipoprotein B in the dyslipidemic classification of type 2 diabetic patients. Diabetes Care 2003;26:2048-51.
32. Walldius G, Jungner I. The apoB/apoA-I ratio: a strong, new risk factor for cardiovascular disease and a target for lipid-lowering therapy – a review of the evidence. J Intern Med 2006;259:493-519.

5
Mieloperoxidase em Cardiologia

RAQUEL MELCHIOR ROMAN

O reconhecimento do papel da inflamação para o desenvolvimento da aterotrombose tem incentivado a busca de novas abordagens para o diagnóstico e tratamento dos pacientes com doença arterial coronariana. As relações entre os componentes celulares e humorais envolvidos nos aspectos inflamatórios da aterogênese, instabilização de placa e trombose têm sido definidas, permitindo que alguns constituintes específicos sejam utilizados como marcadores desses processos. A mieloperoxidase é uma proteína liberada durante a desgranulação dos neutrófilos e monócitos ativados com propriedades oxidativas e inflamatórias que tem-se mostrado promissora como um biomarcador em pacientes com síndromes isquêmicas.

DEFINIÇÃO

A mieloperoxidase (MPO) é membro da superfamília de hemeperoxidases. É a principal constituinte dos grânulos azurófilos dos neutrófilos, prontamente liberada após ativação por diferentes agonistas, contribuindo para a defesa imune inata do organismo. A MPO é uma proteína catiônica, com peso molecular de 144kD, que consiste em dois dímeros idênticos ligados por uma ponte de bissulfeto, sendo cada dímero composto de uma subunidade de cadeia leve e uma pesada, com grupos heme funcionalmente idênticos. Essa enzima é encontrada predominantemente em neutrófilos, monócitos e alguns subtipos de macrófagos teciduais. Representa mais de 5% do conteúdo proteico total da célula em neutrófilos e 1% nos monócitos[1].

MIELOPEROXIDASE NA PATOGÊNESE DA ATEROSCLEROSE

A participação da mieloperoxidase na composição da carga lipídica do ateroma, na ativação de proteases e em mecanismos de vasoconstrição e trombose torna consistente o envolvimento dessa hemeproteína no desenvolvimento da doença aterosclerótica e de suas complicações trombóticas (Fig. 5.1). As principais evidências dos mecanismos de ligação da MPO com a doença cardiovascular e seus processos fisiopatológicos serão discutidos a seguir[1-6].

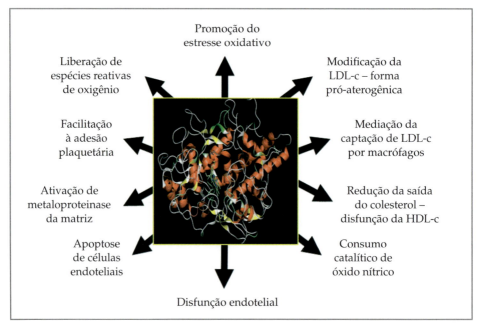

Figura 5.1 – Mecanismos da mieloperoxidase na aterogênese[1,2].

MIELOPEROXIDASE COMO CATALISADORA DA OXIDAÇÃO LIPÍDICA: EFEITOS SOBRE A LDL-c E A HDL-c

A modificação oxidativa da LDL-c leva ao aumento de sua recaptação e degradação por macrófagos, resultando em depósito de colesterol e formação de células espumosas, a marca celular das estrias gordurosas.

Diversos estudos têm descrito os prováveis mecanismos pelos quais a mieloperoxidase é capaz de promover oxidação de lipoproteínas[4,7,8]. A

MPO catalisa reações com H_2O_2 (peróxido de hidrogênio) para gerar oxidantes citotóxicos mais potentes, como, por exemplo, o HOCl (ácido hipocloroso) e o radical tirosil, espécies que têm sido detectadas em placas ateroscleróticas. A MPO tem a habilidade de modificar oxidativamente o aminoácido tirosina da apolipoproteína B-100, gerando espécies oxidativas com potencial aterogênico. Podrez et al.[9,10] caracterizaram o sistema MPO-H_2O_2-NO_2 como via preferencial, utilizada por monócitos, para converter LDL-c em formas aterogênicas com maior afinidade pelo receptor CD36, principal receptor de macrófagos para LDL-c oxidado e diretamente envolvido na formação de células espumosas *in vivo*.

Posteriormente, demonstrou-se que a HDL-c é também suscetível a modificações oxidativas, mediadas por mieloperoxidase, por nitratação ou halogenação de resíduos tirosina na apolipoproteína AI. Estas alterações prejudicam a habilidade da proteína de promover o transporte reverso de colesterol dependente de ABCA-1, contribuindo para a formação de lesões ateroscleróticas[11,12].

MIELOPEROXIDASE E O METABOLISMO DO ÓXIDO NÍTRICO: CONTRIBUIÇÃO PARA A DISFUNÇÃO ENDOTELIAL

A disfunção endotelial vascular que afeta a resposta vasomotora ao óxido nítrico (NO) é um fenômeno bem estabelecido na doença cardiovascular e alguns mecanismos peroxidase-mediados têm sido recentemente estudados. Abu-Soud e Hazen[13] demonstraram que todos os membros da superfamília de hemeperoxidases, da qual a mieloperoxidase é o protótipo, são capazes de consumir cataliticamente NO sob condições fisiológicas, limitando sua biodisponibilidade. Além do consumo catalítico, oxidantes gerados são capazes de inibir a atividade da NO sintetase e reduzir seus cofatores como NADPH. Estudos histopatológicos demonstram ainda o acúmulo de MPO no espaço subendotelial de lesões ateroscleróticas, interferindo localmente no efeito do NO na parede dos vasos[14].

Níveis séricos de MPO mensurados em 298 indivíduos demonstraram ser preditores independentes de disfunção endotelial, avaliada pela resposta vasodilatadora mediada por fluxo da artéria braquial por ultrassom. Após ajuste para presença de fatores de risco cardiovascular tradicionais, medicações e presença de doença arterial coronariana, indivíduos com níveis de MPO no maior quartil apresentaram probabilidade 6,4 vezes maior de ter disfunção endotelial em relação ao menor quartil[15].

MIELOPEROXIDASE E VULNERABILIDADE DA PLACA

A MPO tem sido associada às complicações agudas da aterosclerose. Estudos ressaltam a ação moduladora sobre a cascata de proteases e o estímulo à trombogenicidade como mecanismos relacionados à vulnerabilidade de placa[5].

Extenso infiltrado de monócitos e neutrófilos é descrito em placas fissuradas e trombosadas em necropsia de pacientes com síndromes coronarianas agudas[16-19]. Em situações de ativação leucocitária, a MPO é secretada de grânulos citoplasmáticos para fagolisossomos e espaço extracelular com extensa impregnação em locais de ruptura de placa.

A ligação da MPO com ativação da cascata de proteases ocorre pela inativação oxidativa de inibidores de proteases (α_1-antitripsina, inibidor tecidual das metaloproteinases e inibidor do plasminogênio ativado – PAI-1) e ativação de formas latentes (proelastases e metaloproteinases – MMP). As MMP afetam o remodelamento e a estabilidade de placas ateroscleróticas. Fu et al.[20] demonstraram a geração de espécies oxidativas de HOCl, mediada por mieloperoxidases, ativando a promatrilisina (MMP-7), que é capaz de promover a degradação de matriz extracelular da capa fibrosa, potencialmente relacionada ao mecanismo de ativação e ruptura de placa aterosclerótica.

Em estudo *in vitro* foi demonstrado que a incubação de células endoteliais com baixas doses de MPO ou macrófagos expressando MPO resulta em aumento da expressão e atividade do fator tecidual, favorecendo a trombogenicidade. O HOCl, derivado da MPO, pode induzir morte de células endoteliais e descamação por mecanismos oncóticos e apoptose, com estímulo à ativação e agregação plaquetária[21].

A habilidade da MPO de reduzir a biodisponibilidade de NO torna a superfície endotelial trombogênica pela expressão de diversos fatores pró-trombóticos e antifibrinolíticos[2].

MIELOPEROXIDASE E REMODELAMENTO VENTRICULAR

A MPO pode contribuir para a disfunção miocárdica e o remodelamento ventricular adverso após o infarto por vários potenciais mecanismos. A MPO gera inúmeros oxidantes e espécies citotóxicas, incluindo aldeídos, que podem modificar covalentemente canais iônicos ou transportadores, contribuindo para a disfunção contrátil após episódios de isquemia. Os fenômenos de isquemia e a reperfusão miocárdica estimulam o recrutamento de polimorfonucleares, e a disfunção microvascular associada tem sido também atribuída à redução da biodisponibilidade de NO vascular[22].

Além disso, a MPO pode afetar o remodelamento ventricular pós-infarto pela ativação da cascata da protease. A inativação do PAI-1, por oxidação catalisada pela MPO, resulta em aumento da atividade da plasmina que acelera a degradação da matriz, um requisito para o afinamento da parede ventricular e dilatação da câmara. Askari et al.[23], estudando ratos nulos para MPO (MPO –/–) com infarto agudo do miocárdio (IAM), demonstraram redução da infiltração leucocitária, menor dilatação ventricular e preservação da função sistólica.

ANÁLISE LABORATORIAL

A MPO pode ser medida no sangue ou tecidos por imunoensaio (ELISA) com leitura por espectrofotometria, utilizando peróxido de hidrogênio e o-dianisidina di-hidrocloreto como substratos para a medida da atividade. Além disso, o conteúdo de MPO pode ser medido em neutrófilos como um índice de desgranulação com o contador de Coulter, que mede a contagem de neutrófilos por citometria de fluxo e calcula o conteúdo médio de MPO na população.

Nos últimos anos, vários ensaios têm sido desenvolvidos para atender às necessidades de uso clínico de controle de qualidade, reprodutibilidade e precisão analítica, embora ainda sejam escassas as informações sobre fontes pré-analíticas de variabilidade.

Chang et al.[24] verificaram que o tempo em que a amostra permanece em temperatura ambiente antes da centrifugação altera o conteúdo de MPO no plasma. Quando a amostra foi colocada em banho de gelo após a coleta, mesmo com a centrifugação ocorrendo em temperatura ambiente, não houve aumento na concentração de MPO. No entanto, em amostras mantidas em temperatura ambiente, aparentemente, a MPO continuou sendo liberada dos leucócitos no sangue no decorrer do tempo até a centrifugação, o que também explica valores maiores no soro em relação ao plasma heparinizado, pois a amostra deve permanecer em temperatura ambiente por mais tempo para a formação do coágulo.

Shih et al.[25], avaliando amostras de indivíduos saudáveis e de pacientes com suspeita de síndrome coronariana aguda, coletadas e armazenadas em nove diferentes tipos de tubos e variadas temperaturas, demonstraram que o tipo de tubo e o manejo da amostra influenciam as concentrações de MPO. Os autores encontraram valores mais elevados em amostras de soro e plasma heparinizado em relação ao plasma com EDTA (ácido etilenodia-minotetracético) e citrato. Além disso, verificaram que a concentração de MPO é estável em amostras coletadas em tubos contendo EDTA, tanto antes quanto após a centrifugação, em sangue total ou plasma. Dessa forma, os autores concluíram que, para garantir a confiabilidade dos resultados na medida da MPO, a seleção do tipo de tubo para coleta da amostra é importante. Embora o anticoagulante em si pareça não interferir no ensaio, pois ambos demonstram excelente pico de recuperação, o manejo pré-analítico da amostra durante a coagulação do soro e preparação do plasma heparinizado permite a liberação de MPO dos leucócitos provocando aumento na sua dosagem no soro ou plasma. O EDTA parece inibir esta liberação de MPO dos leucócitos em temperatura ambiente, sendo, dessa forma, o anticoagulante preferencial para sua dosagem.

O efeito da temperatura de armazenamento e do tempo até a centrifugação da amostra de sangue total foi avaliado nesse mesmo estudo. As amostras coletadas em EDTA foram as mais estáveis em gelo por 8 horas ou em temperatura ambiente por 2 horas, com menos de 10% de variação nas concentrações de MPO. O armazenamento em temperatura ambiente por 8 horas resultou em aumento de até 20%. Nas amostras em citrato e heparina lítica, as concentrações de MPO mantiveram-se estáveis em gelo por até 2 horas, contudo, o armazenamento em temperatura ambiente foi inaceitável, com aumento de quatro vezes nas concentrações de MPO em 2 horas.

Scheffer et al.[26] também avaliaram o efeito do tipo de anticoagulante nas concentrações de MPO em indivíduos saudáveis e encontraram níveis significativamente maiores em plasma heparinizado e soro comparados ao plasma com EDTA.

Wendland et al.[27] compararam os níveis de MPO de 40 voluntários em amostra de soro (com ou sem gel separador) e plasma (com heparina ou EDTA). Ao contrário dos estudos anteriores, encontraram níveis significativamente mais elevados em plasma com EDTA em relação aos demais, embora tenham utilizado para análise o reagente Bioxytech® MPO-EIA™ (Oxis Health Products, EUA) para o qual o fabricante recomenda o uso de plasma heparinizado. Os autores avaliaram também a estabilidade da amostra em plasma heparinizado armazenada em *freezer* a –20°C e –80°C, sem diferença estatisticamente significativa nos níveis de MPO em até 6 meses.

A maioria dos estudos clínicos publicados é baseada na medida da MPO massa. Apesar da boa correlação entre MPO massa e MPO atividade (r = 0,95)[28], não pode ser descartado que a medida da atividade em vez da concentração poderia influenciar os resultados. De fato, o ensaio preferido (massa ou atividade) é ainda desconhecido[29].

Novos ensaios automatizados com quimioluminescência (CMIA, Architect® MPO, Abbott Diagnostics) têm sido recentemente avaliados com bom desempenho analítico em relação ao método padrão (ELISA), com a vantagem da tecnologia em relação ao tempo de análise e conveniência do método automatizado[30].

A *European Commission and European Medicines Agency* forneceu aprovação para três diferentes fabricantes de ensaios de MPO (Dade Behring Siemens, Abbott e Prognostix) e o FDA (*United State Food and Drugs Administration*) liberou o uso para Dade Behring Siemens e Prognostix. Os valores reportados dentro dessas três plataformas são equivalentes.

POLIMORFISMOS GENÉTICOS

Embora descrita como distúrbio genético raro, a deficiência hereditária de MPO é relativamente comum nos Estados Unidos e na Europa, com prevalência de 1:2.000 a 1:5.000 indivíduos, sendo menos frequente no Japão, 1:55.000[31]. Estudo transversal com 92 indivíduos com deficiência de mieloperoxidase demonstrou redução significativa da prevalência de doença cardiovascular[32].

Há poucos polimorfismos descritos para o gene da MPO, incluindo o –638C/A, V53F e o –463A/G[33]. Essas variações genéticas (mutações) não letais podem afetar a biossíntese de MPO, impedindo que a enzima seja processada até a fase madura ou apresente baixa atividade de peroxidase.

Piedrafita et al.[34] demonstraram um polimorfismo funcional localizado na região promotora (posição –463) do gene que expressa a MPO. O polimorfismo consiste na substituição de um alelo G por A na posição 463pb e provoca redução da expressão de MPO no genótipo AA, níveis intermediários no GA e maior quantidade de MPO intracelular no genótipo GG. Nikpoor et al.[35] demonstraram, em estudo de caso-controle, a associação entre esse polimorfismo e doença arterial coronariana. Comparando 229 pacientes com coronariopatia e 217 controles, encontraram papel protetor do alelo A. Indivíduos com duas cópias do alelo A apresentaram menor probabilidade de desenvolver doença arterial coronariana (DAC) quando comparados com indivíduos AG ou GG. Da mesma forma, Pecoits-Filho et al.[36] demonstraram, em uma coorte de 155 pacientes com insuficiência renal crônica pré-dialítica, maior prevalência de doença cardiovascular nos pacientes com alelo G. Makela et al.[37] demonstraram uma associação deste polimorfismo com disfunção endotelial avaliada pela reserva de fluxo coronariano durante teste de hiperemia reativa com adenosina, com resposta significativamente reduzida no genótipo GG.

Um estudo de coorte avaliou o risco para eventos cardiovasculares associado ao genótipo GG. Foram estudados 139 pacientes com doença coronariana, sendo 89 (64%) GG, 45 (32%) GA e 5 (4%) AA, acompanhados por 45 ± 19 meses. Pacientes com genótipo GG apresentaram maior taxa de eventos (óbito, infarto, internação por angina instável) que o grupo GA/AA, 19 *vs.* 4%, p = 0,02[38].

Recentemente, Wainstein et al.[39] avaliaram 118 pacientes submetidos à coronariografia eletiva e não encontraram relação entre o polimorfismo da MPO e a gravidade angiográfica da doença arterial coronariana. Nesta amostra houve fraca associação entre níveis de MPO e escore de gravidade.

MIELOPEROXIDASE E DOENÇA CARDIOVASCULAR: EVIDÊNCIAS CLÍNICAS

MIELOPEROXIDASE EM PLACAS ATEROSCLERÓTICAS E EM "LESÕES CULPADAS"

Naruko et al.[16] analisaram a presença de neutrófilos em 126 segmentos de artérias coronárias obtidos de necropsias ou durante procedimentos de aterectomia. A análise imuno-histoquímica com diferentes anticorpos foi utilizada para identificação de neutrófilos: anti-CD66b, elastase, mieloperoxidase mono e policlonal e CD11b. Todas as placas, rotas ou erosadas, dos pacientes com IAM expressaram infiltração de neutrófilos, enquanto foi rara a detecção em lesões coronarianas de pacientes com morte não cardíaca. Achados similares foram obtidos de espécimes de aterectomia em 35 pacientes com angina estável e 32 com angina instável. Nos pacientes com angina instável foi documentada a expressão de neutrófilos em 44% das "lesões culpadas", e naqueles com angina estável, somente em 6%. Essas observações sugerem que a infiltração de neutrófilos está ativamente associada aos eventos coronarianos agudos.

Sugiyama et al.[17] demonstraram, em placas ateroscleróticas de pacientes com morte súbita, maior expressão de MPO nos locais de ruptura, em erosões superficiais e no centro lipídico, enquanto estrias gordurosas exibiram menor expressão. Além disso, foi demonstrada associação da expressão de MPO nos macrófagos e de HOCl em "lesões culpadas".

Recentemente, Ferrante et al.[40] demonstraram a associação da MPO com diferentes morfologias de placas ateroscleróticas coronarianas avaliadas por tomografia em 25 pacientes com síndrome coronariana aguda. Os níveis de MPO foram significativamente maiores nos pacientes com "placas culpadas" erosadas comparados aos com ruptura de placa. Além disso, em espécimes de coronária, a densidade de células MPO+ nos trombos superimpostos às placas erosadas foi maior que nas rotas.

MIELOPEROXIDASE EM PREVENÇÃO PRIMÁRIA

Há poucos estudos clínicos avaliando o papel da MPO como marcador de risco para DAC.

A primeira publicação avaliando a associação entre MPO e doença cardiovascular foi um estudo de caso-controle realizado por Zhang et al.[28] em pacientes submetidos à cinecoronariografia: 158 pacientes com DAC estabelecida e 175 sem doença angiograficamente significativa. Em modelos de análise multivariada, ajustados para fatores de risco tradicionais, escore de risco de Framingham e contagem de leucócitos, os níveis de MPO foram significativamente associados à presença de DAC com razão de chances – RC 11,9 (intervalo de confiança – IC 95% 5,5-25) para o maior quartil de MPO leucocitária e RC 20,4 (IC 95% 8,9-47) para a MPO sérica.

Outro estudo, realizado em 557 pacientes assintomáticos submetidos à angiografia coronariana eletiva, não mostrou diferença significativa nas concentrações de MPO nos pacientes com e sem DAC comprovada[41].

Em estudo transversal de Düzgünçinar et al.[42], a MPO estava aumentada em pacientes com DAC e correlacionou-se com a extensão e gravidade da aterosclerose coronariana avaliada pelo escore de Gensini e de cálcio coronariano.

Meuwese et al.[43], no estudo EPIC (*European Prospective Investigation into Cancer and Nutrition*), avaliaram a associação dos níveis de MPO e risco futuro de DAC em indivíduos aparentemente saudáveis da coorte populacional de Norfolk, Reino Unido. A MPO foi medida em amostras basais de um estudo de caso-controle aninhado a esta coorte: casos (n = 1.138), indivíduos aparentemente saudáveis que desenvolveram DAC durante os

8 anos de seguimento; e controles (n = 2.237), pareados para idade, sexo e momento de avaliação. Os níveis de MPO foram significativamente maiores em casos que controles e houve correlação com proteína C-reativa (PCR) e contagem de leucócitos. O risco de DAC futura aumentou nos quartis de MPO com RC de 1,36 no quartil superior em relação ao menor quartil após ajuste para fatores de risco tradicionais. A associação dos níveis de MPO com risco futuro de DAC, apesar de independente, foi mais fraca que a dos fatores de risco tradicionais e PCR.

MIELOPEROXIDASE EM PREVENÇÃO SECUNDÁRIA

Em prevenção secundária, a mieloperoxidase tem sido associada com a presença de instabilidade e risco de eventos futuros.

DIFERENCIAÇÃO ENTRE PACIENTES ESTÁVEIS E INSTÁVEIS

Biasucci et al.[44] foram pioneiros na observação de que os neutrófilos circulantes em pacientes com infarto e angina instável tinham baixo conteúdo de MPO e, portanto, alto nível de MPO circulante, comparado aos pacientes com angina estável crônica e variante. Esses achados indicam que uma liberação significativa de MPO dos neutrófilos está relacionada a sua ativação, sugerindo a MPO como um marcador de instabilidade e não simplesmente um marcador de estresse e dano oxidativo. Além disso, neste estudo, a MPO não se correlacionou com a liberação de CK-MB e troponina T. Essa informação é de suma importância clínica, pois já existe um marcador extremamente sensível e específico de dano (troponinas), mas nenhum marcador estabelecido de instabilidade, até o momento. Na avaliação da relação temporal entre os episódios de isquemia recorrente e a ativação de neutrófilos, durante o acompanhamento na unidade coronariana sob monitorização eletrocardiográfica, não houve alteração no índice de MPO antes ou após os episódios isquêmicos comparados com valores basais, tampouco houve correlação com o momento ou a duração da isquemia documentada.

Utilizando o mesmo método, Buffon et al.[18] estudaram 65 pacientes submetidos a cateterismo cardíaco com amostras coletadas do seio coronário e da artéria femoral. O conteúdo de MPO dos leucócitos em amostras coletadas da circulação arterial e do seio coronário foi comparado. Os autores encontraram um gradiente de MPO através da circulação coronariana em pacientes com síndrome coronariana aguda. Este gradiente estava presente mesmo quando a "lesão culpada" estava no sistema coronariano direito, que não drena no seio coronário, introduzindo o conceito da ativação leucocitária generalizada no leito coronariano inflamado nas síndromes coronarianas agudas.

Lobbes et al.[45], em uma coorte de 120 pacientes, encontraram níveis maiores de MPO em pacientes com angina instável ou infarto comparado com os estáveis e controles, p < 0,001.

Outro estudo de caso-controle foi realizado incluindo 680 pacientes (382 com DAC estável, 107 com síndrome coronariana aguda sem supradesnível de ST e 191 com infarto do miocárdio com supra de ST) e 194 controles com angiografia coronariana normal. Os autores demonstraram níveis elevados de MPO em pacientes com DAC e maiores níveis com a progressão da doença estável para as síndromes agudas[46].

Roman et al.[47], em um estudo comparando duas coortes de pacientes com DAC, 178 com angina estável e 130 com síndrome coronariana aguda, encontraram níveis significativamente maiores de mieloperoxidase e proteína C-reativa nos pacientes instáveis (MPO 93 *vs.* 9,9pmol/L e PCR 11 *vs.* 2,6mg/L), p < 0,01.

PROGNÓSTICO EM DOENÇA ARTERIAL CORONARIANA ESTÁVEL

O valor prognóstico da MPO para a ocorrência de eventos cardiovasculares em pacientes estáveis apresenta resultados contraditórios. Em uma coorte de 178 pacientes com angina estável, em acompanhamento em ambulatório especializado de cardiopatia isquêmica no Brasil, foi avaliado o valor prognóstico dos níveis de mieloperoxidase. Durante o seguimento médio de 13 ± 4 meses, 30 (16,9%) pacientes apresentaram um evento cardiovascular maior (morte, síndrome coronariana aguda ou revascularização). Entretanto, não houve diferença significativa nos níveis de MPO entre os grupos com e sem eventos[47].

Stefanescu et al.[48] também não encontraram associação independente entre MPO e mortalidade total em 382 pacientes com DAC estável durante o seguimento médio de três anos e meio, apesar de os níveis plasmáticos elevados de MPO estarem relacionados a um perfil de maior risco cardiovascular.

Uma possível explicação para estes achados negativos seria o risco relativamente baixo de eventos cardiovasculares em pacientes estáveis comparando com os instáveis. Estas observações podem indicar que a MPO seja um biomarcador particularmente útil em populações de alto risco. Mais recentemente, foram publicados trabalhos incluindo um número maior de pacientes selecionados pelos achados da cinecoronariografia.

Tang et al.[49] investigaram 1.895 pacientes com DAC estável em manejo clínico agressivo e encontraram um valor prognóstico independente das concentrações plasmáticas de MPO (> 322pmol/L) para a incidência de eventos cardiovasculares adversos maiores (morte, infarto ou acidente vascular cerebral) no seguimento de três anos. Após ajuste para fatores de risco tradicionais, escore de Framingham e outros biomarcadores, a MPO permaneceu um preditor independente de mortalidade total em 3 anos, RC 1,71 (IC 95% 1,26-2,31).

Heslop et al.[50], em uma coorte de 885 pacientes com DAC estável selecionados pela cineangiocoronariografia e acompanhados por mais de 13 anos, encontraram um valor independente da MPO como preditor de mortalidade cardiovascular com risco 2,4 vezes maior no maior tercil de MPO (IC 95%: 1,47-2,98) comparado com o menor tercil.

PROGNÓSTICO EM DOENÇA ARTERIAL CORONARIANA INSTÁVEL

Brennan et al.[51] avaliaram o valor dos níveis plasmáticos de MPO como preditor de risco para eventos cardiovasculares em 604 pacientes consecutivos atendidos no departamento de emergência por dor torácica com suspeita de origem cardíaca. O valor da MPO à admissão, tempo médio de 4 horas do início da dor, foi preditor independente de risco para eventos coronarianos maiores em 30 dias (infarto, necessidade de revascularização ou óbito) e em 6 meses com aumento progressivo de risco em cada quartil de concentrações de MPO. Os desfechos em 6 meses foram similares aos resultados do estudo CAPTURE[52], correspondendo a um risco de 1,6 (IC 95% 1-2,7), 3,6 (2,2-5,8) e 4,7 (2,9-7,7) para o segundo, terceiro e quarto quartis, respectivamente (pontos de corte de 119, 198 e 394pmol/L, respectivamente). É interessante que, mesmo na ausência de necrose miocárdica e em pacientes com troponina negativa, a medida basal de MPO foi significativamente útil para identificar os pacientes de risco. Utilizando o ponto de corte de 198pM derivado da curva ROC, a adição de mieloperoxidase à troponina, como teste de rastreamento, melhorou a acurácia para a identificação de pacientes com risco de eventos em 30 dias de 58% para 84,5% (p < 0,001). Esse foi o primeiro trabalho da literatura que demonstrou a utilidade da dosagem de MPO na triagem de pacientes na emergência para estratificação do risco para eventos cardiovasculares. Outra vantagem é que, enquanto os níveis circulantes de troponina aumentam em 3 a 6 horas após lesão miocárdica, os níveis de MPO foram significativamente elevados na apresentação (mesmo em 2 horas de início dos sintomas) em pacientes com troponina inicialmente negativa. Esses achados sugerem que a MPO seja um marcador de síndrome coronariana aguda precedendo a necrose, um preditor de placa vulnerável.

Em um estudo transversal de Esporcatte et al.[53], níveis de MPO maiores que 100pmol/L apresentaram sensibilidade diagnóstica de 92% e especificidade de 40% como marcador para infarto do miocárdio em pacientes com dor torácica aguda e eletrocardiograma sem supradesnível de ST. Neste estudo, o diagnóstico de infarto foi definido por níveis de troponina I > 1mg/L. Rudolph et al.[54], em 274 pacientes com dor torácica na emergência, encontraram sensibilidade de 80% para o diagnóstico de IAM e valor preditivo negativo de 85,5%, inferiores ao desempenho da troponina (sensibilidade 85,9% e valor preditivo negativo 91,7%). No entanto, nos pacientes com início dos sintomas há menos de 2 horas, a sensibilidade da MPO aumentou para 95,8%, enquanto a da troponina caiu para 50%. Ao contrário dos achados do estudo de Apple et al.[55], que não encontraram valor adicional da MPO (percentil 99) comparado à troponina I em pacientes com diagnóstico clínico de síndrome coronariana aguda.

Li et al.[56] estudaram 176 pacientes consecutivos submetidos à angiografia coronariana e encontraram que a incidência de síndrome coronariana aguda no quarto quartil de MPO foi seis vezes maior que no primeiro (36,2 vs. 5,2%, p < 0,01). O escore angiográfico de Gensini, utilizado para avaliação de gravidade da DAC, também foi significativamente maior no quartil superior. Adicionalmente, a curva de eventos de Kaplan-Meier mostrou uma diferença significativa de desfechos (morte, infarto e revascularização) em 6 meses, utilizando o ponto de corte de MPO de 62,9 AUU/L, p = 0,01. Em estudo angiográfico, incluindo 48 pacientes com síndrome coronariana aguda, não foi encontrada associação significativa entre níveis de MPO e gravidade anatômica das lesões coronarianas avaliadas pelo escore de Gensini[57].

Pesquisadores do estudo CAPTURE[52], que incluiu 1.090 pacientes com síndrome coronariana aguda e angina recorrente necessitando de intervenção coronariana percutânea, avaliaram o valor prognóstico dos níveis de MPO para incidência de morte e IAM em 6 meses de seguimento. O ponto de corte de 350µg/L foi associado com risco ajustado de 2,25 (IC 95% 1,32-3,82). O efeito foi particularmente impressionante em pacientes com troponina T indetectável (< 0,01µg/L), nos quais o risco foi de 7,48 (IC 95% 1,98-28,29). Interessante também que o aumento de risco foi evidente depois de 72 horas, aumentando levemente após isso. O valor preditivo da MPO foi independente dos níveis de PCR e altos níveis indicaram aumento de risco tanto em pacientes com níveis médios quanto baixos de PCR, sugerindo o recrutamento e desgranulação de neutrófilos como um evento primário, sendo seguido pela liberação de outros mediadores sistêmicos e proteínas de fase aguda como a PCR. Ao contrário dos níveis de PCR, os níveis de MPO não foram influenciados pela troponina, sugerindo um papel prognóstico independente de troponina e confirmando a inflamação como um fenômeno primário nas síndromes coronarianas agudas[58].

Morrow et al.[59] estudaram o valor preditivo da MPO, CD40 ligante, troponina I e PCR em 1.524 pacientes com síndrome coronariana aguda tratados com antagonista da glicoproteína IIbIIIa em um ensaio clínico TACTICS-TIMI 18 (*Treat Angina with aggrastat and determine Cost of Therapy with Invasive or Conservative Strategy*). Pacientes com aumento dos níveis de MPO (> 884pM) apresentaram maior risco de infarto não fatal e re-hospitalização por síndrome coronariana aguda em 30 dias. Além disso, a MPO foi associada com eventos isquêmicos recorrentes após ajuste para os demais marcadores e fatores de risco cardiovasculares tradicionais.

Em nosso meio, o valor prognóstico da dosagem de mieloperoxidase foi avaliado em um grupo de 130 pacientes com síndrome coronariana aguda. Níveis elevados de MPO (> 93,3pM) à admissão hospitalar conferiram aumento de risco de 3,8 vezes para incidência de eventos cardiovasculares intra-hospitalares (óbito, angina recorrente, insuficiência cardíaca e arritmia grave), independentemente de outros preditores avaliados como idade, dislipidemia, alterações isquêmicas ao eletrocardiograma, troponina e PCR[47]. Esses achados reproduzem o risco estimado pelo estudo CAPTURE com similar magnitude em uma amostra não selecionada de pacientes com síndrome coronariana aguda.

Estudo publicado recentemente avaliou o valor prognóstico do uso simultâneo de múltiplos marcadores na população de pacientes com síndrome coronariana aguda sem supradesnível de ST (n = 4.352) do estudo MERLIN-TIMI 36 (*Metabolic Efficiency with Ranolazine for Less Ischaemia*).

Apesar de os níveis de MPO apresentarem associação independente com alguns desfechos adversos cardiovasculares, a MPO e a proteína C-reativa não acrescentaram informação prognóstica além da obtida com as variáveis de risco clínico, ao contrário da troponina I e NT-proBNP, que foram associados de forma independente com morte cardiovascular[60].

Em 38 pacientes com infarto e choque cardiogênico tratados com intervenção coronariana percutânea, os níveis basais de MPO foram um preditor independente de mortalidade hospitalar com RC 3,9 (IC 95% 1,8-7,5) após ajuste para variáveis clínicas, laboratoriais e angiográficas[61].

Alguns estudos têm investigado o valor da MPO como preditor de eventos a longo prazo. Cavosoglu et al.[62] investigaram uma coorte de 193 homens com síndrome coronariana aguda acompanhados prospectivamente durante 24 meses para a ocorrência de infarto ou morte. Níveis de MPO basais foram um preditor independente de infarto em 24 meses na análise multivariada. Utilizando o valor da mediana de MPO (20,34ng/mL) como ponto de corte pré-especificado, a sobrevida livre de infarto foi de 88% no grupo com MPO abaixo da mediana e 74% no acima, p = 0,02. Neste mesmo delineamento, Borges et al.[63] avaliaram 115 pacientes com síndrome coronariana aguda e não encontraram associação entre os níveis basais de MPO e mortalidade cardiovascular no seguimento médio de 29 ± 12 meses.

Mocatta et al.[64] investigaram a relação entre níveis plasmáticos de MPO e prognóstico a longo prazo após infarto. Os níveis de MPO, avaliados em 512 pacientes admitidos por infarto, foram preditores independentes de mortalidade no seguimento de cinco anos. Pacientes com níveis de MPO acima da mediana, em combinação com níveis elevados de NT-proBNP e reduzida fração de ejeção, apresentaram redução significativa de sobrevida. A MPO elevada, portanto, adicionou informação prognóstica para mortalidade a longo prazo quando usada com marcadores estabelecidos, como NT-proBNP e função ventricular. Este achado foi observado também por Khan et al.[65] em uma população similar de pacientes (pós-infarto) utilizando um modelo de regressão logística. Nesse estudo, a combinação dos marcadores MPO e NT-BNP melhorou a acurácia para 76% para o desfecho primário de morte ou infarto não fatal, excedendo a de qualquer peptídio isoladamente.

Por fim, todos esses estudos indicam que a medida da MPO em pacientes com suspeita de síndrome coronariana aguda fornece informações clínicas relevantes[58,66]. Deve-se notar, contudo, que a diferença entre os estudos em valores de ponto de corte da MPO e troponinas pode ter afetado o valor diagnóstico e prognóstico da MPO.

MIELOPEROXIDASE E INSUFICIÊNCIA CARDÍACA

Em um estudo para rastreamento de insuficiência cardíaca na comunidade foram avaliados 1.360 pacientes com dosagem de múltiplos marcadores. A dosagem de MPO e PCR adicionou acurácia à triagem por BNP atingindo melhor especificidade, 94,3%, para o diagnóstico de disfunção ventricular sistólica[67].

Em outro estudo populacional americano, *The Cardiovascular Health Study* (CHS), foram avaliados 3.733 indivíduos saudáveis com mais de 65 anos de idade, acompanhados por um tempo médio de 8,3 anos. Pacientes com níveis de MPO no maior quartil (> 432pmol/L) apresentaram risco aumentado de desenvolver insuficiência cardíaca após ajuste para infarto, idade, sexo, níveis pressóricos, tabagismo, níveis de LDL-c, diabetes e doença cardiovascular subclínica, RR 1,34 (IC 95% 1,06-1,72)[68].

Tang et al.[69], em estudo transversal, avaliaram os níveis de MPO em 102 pacientes com diagnóstico de insuficiência cardíaca (fração de ejeção < 50%) e 105 controles saudáveis. Os níveis de MPO foram significativamente maiores em pacientes com insuficiência cardíaca crônica sistólica (1.158 *vs.* 204pM, p < 0,01). Os níveis de MPO aumentaram com a progressão da classe funcional da NYHA (*New York Heart Association*) e correlacionaram-se com os níveis de BNP. Essa forte associação dos níveis de MPO com a prevalência de insuficiência cardíaca foi independente de outros fatores como idade e níveis de BNP, RC 27 (IC 95% 3,6-37). Esses mesmos achados foram publicados por Michowitz et al.[70] em 285 pacientes com insuficiência cardíaca que apresentaram níveis significativamente maiores de MPO que os controles (25 voluntários saudáveis), com uma correlação positiva entre os níveis de MPO e a gravidade da doença. Na análise de mortalidade total, no seguimento médio de 40 meses, a MPO não foi um marcador significativo. No entanto, estratificando a coorte conforme os níveis de NT-proBNP, a MPO (> 122,5ng/mL) foi preditor de mortalidade nos pacientes com níveis intermediários de NT-proBNP.

Em um estudo ecocardiográfico, Tang et al.[71] encontraram associação entre níveis de MPO e índices ecocardiográficos de insuficiência cardíaca avançada (disfunção diastólica restritiva, disfunção ventricular direita, insuficiência tricúspide importante) em 140 pacientes com insuficiência cardíaca sistólica (fator de ejeção < 35%). A dosagem de MPO foi também preditora de eventos clínicos a longo prazo, RR 3,35 (IC 95% 1,5-8,8), mesmo após ajuste para idade, fração de ejeção, BNP, depuração de creatinina endógena e grau de disfunção diastólica. Na análise da curva

ROC, acrescentaram acurácia diagnóstica como preditor de eventos clínicos futuros (0,6 para BNP isolado e 0,7 para a associação de BNP e MPO, p < 0,01).

No cenário da insuficiência cardíaca aguda, Reichlin et al.[72] avaliaram prospectivamente 667 pacientes atendidos na emergência com dispneia. Não houve diferença significativa dos níveis de MPO entre os pacientes com insuficiência cardíaca congestiva e aqueles com dispneia de origem não cardíaca. A acurácia diagnóstica da MPO foi limitada e inferior ao BNP. No entanto, em pacientes com insuficiência cardíaca aguda, níveis de MPO > 99pmol/L foram associados ao aumento significativo de mortalidade em um ano, p = 0,02. Outro estudo que avaliou 412 pacientes com dispneia na emergência também não demonstrou utilidade da MPO para o diagnóstico de insuficiência cardíaca descompensada, nem incremento ao valor preditor do BNP na mortalidade em um ano[73].

MIELOPEROXIDASE E TERAPÊUTICA

O impacto do tratamento cardiovascular nos níveis de MPO ainda é pouco conhecido, bem como a potencial utilidade deste marcador para selecionar terapias específicas, o que, provavelmente, será alvo de estudos futuros.

Shishehbor et al.[74] avaliaram o efeito do tratamento com 10mg de atorvastatina, durante 12 semanas, em indivíduos dislipidêmicos sem doença coronariana. Foi demonstrada a redução de diversos oxidantes derivados de MPO e NO, sobretudo de nitrotirosina, independente dos efeitos de redução de lipídios, o que sugere que as propriedades anti-inflamatórias e antioxidantes devem ser incluídas nos efeitos pleiotrópicos atribuídos às estatinas.

Zhou et al.[75] avaliaram o efeito da atorvastatina nos níveis de MPO e PCR em 78 pacientes com síndrome coronariana aguda. Os pacientes foram randomizados para tratamento convencional e 10mg/dia de atorvastatina ou tratamento sem hipolipemiantes. Dosagens dos marcadores demonstraram a redução adicional dos níveis de MPO (16% *vs.* 8%, p = 0,01) após uma semana de tratamento. Em outro ensaio clínico randomizado, controlado com placebo, em 60 pacientes estáveis com insuficiência cardíaca sistólica, o uso de rosuvastatina por um mês também demonstrou redução significativa dos níveis de MPO[76].

Baldus et al.[77] avaliaram o efeito da administração de heparina durante o cateterismo cardíaco em 109 pacientes, demonstrando aumento nos níveis de MPO plasmática induzida por heparina que se correlacionou com a melhora da função endotelial. A ligação da MPO à parede do vaso é um pré-requisito para oxidação MPO-dependente do NO e prejuízo da função endotelial. Dessa forma, a mobilização da MPO associada ao vaso pode representar um mecanismo pelo qual as heparinas exercem efeitos anti-inflamatórios e aumentam a biodisponibilidade de NO vascular. Resultado semelhante foi apresentado por Rudolph et al.[78] em um ensaio clínico randomizado, em pacientes com cardiopatia isquêmica estável que receberam enoxaparina ou placebo (soro fisiológico) subcutâneo. Houve melhora da vasodilatação mediada por fluxo acompanhada de aumento significativo dos níveis plasmáticos de MPO no grupo que recebeu enoxaparina.

Roberts et al.[79] avaliaram 31 homens obesos submetidos à modificação intensiva de estilo de vida (dieta rica em fibras, pobre em gorduras e exercícios aeróbicos diários) durante três semanas, analisando marcadores inflamatórios, de estresse oxidativo e função endotelial. Após curto período de intervenção, houve redução significativa dos níveis de MPO (166 *vs.* 33ng/mL, $p < 0,05$) e dos demais marcadores avaliados.

Recentemente foi avaliada a associação da terapia com betabloqueadores, estatinas e inibidores da enzima conversora de angiotensina com níveis de mieloperoxidase em uma série de 680 casos consecutivos de pacientes com DAC confirmada angiograficamente (382 com angina estável, 107 com angina instável e 191 com IAM). Na análise multivariada, foi encontrada associação da terapia com betabloqueadores à admissão com níveis plasmáticos significativamente mais baixos de MPO[80].

PERPECTIVAS FUTURAS

Para um novo marcador ser incorporado à prática clínica, é necessário considerar certas especificações e a disponibilidade de métodos analíticos acurados e reprodutíveis que devem incluir a validação da imprecisão pré-analítica com padronização da amostragem e procedimentos de manipulação laboratorial[81]. Ainda há necessidade de novos estudos nessa área para embasar as recomendações para análise da mieloperoxidase.

A elevação das concentrações de MPO ajuda a diferenciar a contribuição fisiopatológica dos leucócitos no processo inflamatório da doença cardiovascular. No futuro, o aumento das concentrações de MPO poderá justificar alvos de tratamento mais agressivos para a redução de riscos modificáveis. Além disso, alguns inibidores da MPO estão iniciando investigações em fase clínica e, portanto, a redução da atividade da MPO pode ser um objetivo viável[82].

No entanto, a ambiguidade em relação aos limites de decisão (ponto de corte) tem afetado negativamente a adoção clínica desse biomarcador. Ainda não temos um limite de decisão pragmático validado em múltiplos estudos com amostra suficiente. Também não é possível assumir que um único ponto de corte deva ser útil em uma variedade de aplicações (diagnóstico e estratificação de risco) e condições (estável e instável). Há necessidade de uma adequação desses valores para a seleção de terapias específicas[83].

Outra tendência é a inclusão da MPO em estratégias de abordagem de múltiplos marcadores, em que um painel de biomarcadores é avaliado para determinar o perfil de risco individual do paciente para doença cardiovascular. Esta sistemática tem o objetivo de ligar o espectro da fisiopatologia dos eventos coronarianos, da inflamação à disfunção e dano da célula miocárdica, complementando a estratificação com marcadores que exploram diferentes áreas do processo aterosclerótico.

CONCLUSÃO

Os estudos experimentais e clínicos disponíveis fornecem evidências suficientes para manter o forte interesse na MPO como um biomarcador candidato para uso clínico futuro em cardiologia. Entretanto, há necessidade de investigação adicional para avaliar plenamente a MPO como uma ferramenta clínica. Primeiro, o número de estudos e dos pacientes avaliados ainda é pequeno, comparado com a maioria dos biomarcadores cardiovasculares recomendados por diretrizes clínicas e/ou integrados à prática clínica. Além disso, os pontos de corte aplicados nesses estudos são diferentes, talvez pela diferença entre os tipos de amostras e manipulação, deixando os limites de decisão incertos. Em segundo lugar, a informação prognóstica adicional conferida pela MPO, além das ferramentas clínicas e bioquímicas já estabelecidas, precisa ser completamente caracterizada. Terceiro, o papel da MPO em direcionar uma decisão terapêutica específica ainda não foi avaliado.

REFERÊNCIAS BIBLIOGRÁFICAS

1. Lau D, Baldus S. Myeloperoxidase and its contributory role in inflammatory vascular disease. Pharm Therap 2006;111:16-26.
2. Nicholls SJ, Hazen SL. Myeloperoxidase and cardiovascular disease. Arterioscler Thromb Vasc Biol 2005;25:1102-11.
3. Arnhold J. Free radicals – friends or froes? Properties, functions, and secretion of human myeloperoxidase. Biochemistry (Moscow) 2004;69:4-9.
4. Brennan ML, Hazen S. Emerging role of myeloperoxidase and oxidant stress markers in cardiovascular risk assessment. Curr Opin Lipidol 2003;14:353-9.
5. Hazen SL. Myeloperoxidase and plaque vulnerability. Arterioscler Thromb Vasc Biol 2004;24:1143-6.
6. Roman RM, Wendland AE, Polanczyk CA. Mieloperoxidase e doença arterial coronariana: da pesquisa à prática Clínica. Arq Bras Cardiol 2007;91(1):12-19.
7. Podrez E, Abu-Soud HM, Hazen SL. Myeloperoxidase-generated oxidants and atherosclerosis. Free Radic Biol Med 2000;28 (12):1717-25.
8. Zhang R, Brennan ML, Shen Z, MacPherson JC, Schmitt D, Molenda CE, et al. Myeloperoxidase functions as a major enzymatic catalyst for initiation of lipid peroxidation at sites of inflammation. J Biol Chem 2002;277:46116-22.
9. Podrez EA, Schmitt D, Hoff HF, Hazen SL. Myeloperoxidase-generated reactive nitrogen species convert LDL into an atherogenic form in vitro. J Clin Invest 1999;103:1547-60.
10. Podrez EA, Febbraio M, Sheibani N, Schmitt D, Silversterin RL, Hajjar DP, et al. Macrophage scavenger receptor CD36 is the major receptor for LDL modified by monocyte-generated reactive nitrogen species. J Clin Invest 2000;105:1095-108.
11. Nicholls S, Zheng L, Hazen SL. Formation of dysfunctional high-density lipoprotein by myeloperoxidase. Trends Cardiovasc Med 2005;15:212-9.
12. Zheng L, Nukuna B, Brennan ML, Sun M, Goormastic M, Settle M, et al. Apolipoprotein A-I is a selective target for myeloperoxidase-catalyzed oxidation and functional impairment in subjects with cardiovascular disease. J Clin Invest 2004;114:529-41.
13. Abu-Soud HM, Hazen SL. Nitric oxide is a physiological substrate for mammalian peroxidases. J Biol Chem 2000;275:37524-32.
14. Baldus S, Eiserich HP, Mani A, Castro L, Figueroa M, Chumley P, et al. Endothelial transcytosis of myeloperoxidase confers specificity to vascular ECM proteins as targets of tyrosine nitration. J Clin Invest 2001;108:1759-70.
15. Vita JA, Brennan ML, Gokce N, Mann, S, Goormastic M, Shishehbor MH, Penn MS, et al. Serum myeloperoxidase levels independently predict endothelial dysfunction in humans. Circulation 2004;110:1134-9.
16. Naruko T, Ueda M, Haze K, van der Wal A, van der Loos CM, Itoh A, et al. Neutrophil infiltration of culprit lesions in acute coronary syndromes. Circulation 2002;106:2894-900.
17. Sugiyama S, Okada Y, Sukhova GK, Virmani R, Heinecke JW, Libby P. Macrophage myeloperoxidase regulation by granulocyte macrophage colony-stimulating factor in human atherosclerosis and implications in acute coronary syndromes. Am J Pathol 2001;158:879-91.
18. Buffon A, Biasucci LM, Liuzzo G, D'Onofrio G, Crea F, Maseri A. Widespread coronary inflammation in unstable angina. N Engl J Med 2002;347:5-12.
19. Távora FR, Ripple M, Li L, Burke AP. Monocytes and neutrophils expressing myeloperoxidase occur in fibrous caps and thrombi in unstable coronary plaques. BMC Cardiovasc Disord 2009;9:27.

20. Fu X, Kassim SY, Parks WC, Heinecke JW. Hypochlorous acid oxygenates the cysteine switch domain of pro-matrilysin (MMP-7): a mechanism for matrix metalloproteinase activation and atherosclerotic plaque rupture by myeloperoxidase. J Biol Chem 2001;276:41279-87.
21. Sugiyama S, Kugiyama K, Aikawa M, Nakamura S, Ogawa H, Libby P. Hypochlorous acid, a mcrophage product, induces endothelial apoptosis and tissue factor expression: involvement of myeloperoxidase-mediated oxidant in plaque erosion and thrombogenesis. Arterioscler Thromb Vasc Biol 2004;24:1309-14.
22. Baldus S, Heitzer T, Eiserich JP, Lau D, Mollnau H, Ortak M, et al. Myeloperoxidase enhances nitric oxide catabolism during myocardial ischemia and reperfusion. Free Radic Biol Med 2004;37:902-11.
23. Askari AT, Brennan ML, Zhou X, Drinko J, Morehead A, Thomas JD, et al. Myeloperoxidase and plasminogen activator inhibitor 1 play a central role in ventricular remodeling after myocardial infarction. J Exp Med 2003;197:615-24.
24. Chang P, Wu T, Hung C, Tsao K, Sun C, Wu LL, et al. Development of an ELISA for myeloperoxidase on microplate: normal reference values and effect of temperature on specimen preparation. Clin Chim Acta 2006;373:158-63.
25. Shih J, Datwyler SA, Hsu SC, Matias MS, Pacenti DP, Lueders C, et al. Effect of collection tube type and preanalytical handling on myeloperoxidase concentrations. Clin Chem 2008;54(6):1076-9.
26. Scheffer PG, van der Zwan P, Schindhelm RK, Vermue HP, Teerlink T. Myeloperoxidase concentrations in EDTA – plasma of healthy subjects are discordant with concentrations in heparin-plasma and serum. Clin Biochem 2009;42(13-14):1490-2.
27. Wendland AE, Camargo JL, Polanczyk CA. Effect of preanalytical variables on myeloperoxidase levels. Clin Chim Acta 2010;411(21-22):1650-5.
28. Zhang R, Brennan ML, Fu X, Aviles RJ, Pearce GL, Penn MS, et al. Association between myeloperoxidase levels and risk of coronary artery disease. JAMA 2001;286:2136-42.
29. Schindhelm RK, Zwan LP, Teerlink T, Scheffer PG.. Myeloperoxidase: a useful biomarker for cardiovascular disease risk stratification? Clin Chem 2009;55(8):1462-70.
30. Zelzer S, Khoschsorur G, Stetin M, Weihrauch G, Truschnig-Wilders M. Determination of myeloperoxidase in EDTA plasma: comparison of an enzyme-linked immunosorbent assay with a chemiluminescent automated immunoassay. Clin Chim Acta 2009;406(1-2):62-5.
31. Hansson M, Olsson I, Nauseef WM. Biosynthesis, processing, and sorting of human myeloperoxidase. Arch Biochem Biophys 2006;445:214-24.
32. Kutter D, Devaquet P, Vanderstocken G, Paulus JM, Marchal V, Gothot A. Consequences of total and subtotal myeloperoxidase deficiency: risk or benefit? Acta Haematol 2000;104:10-5.
33. Chevrier I, Tregouet DA, Massounet-Castel S, Beaune P, Loriot MA. Myeloperoxidase genetic polymorphisms modulate human neutrophil enzyme activity: genetic determinants for atherosclerosis. Atherosclerosis 2006;188:150-4.
34. Piedrafita FJ, Molander RB, Vansant G, Orlova EA, Pfahl M, Reynolds WF. An Alu element in the myeloperoxidase promoter contains a composite SP1-Thyroid Hormone-Retinoic Acid Response Element. J Biol Chem 1996;271(24):14412-20.
35. Nikpoor B, Turecki G, Fournier C, Théroux P, Rouleau GA. A functional myeloperoxidase polymorphic variant is associated with coronary artery disease in French-Canadians. Am Heart J 2001;142:336-9.
36. Pecoits-Filho R, Stenvinkel P, Mrchlewska A, Heimburger O, Bárány P, Hoff CM, et al. A functional variant of the myeloperoxidase gene is associated with cardiovascular disease in end-stage renal disease patients. Kidney Int 2003;63:S172-6.

37. Makela R, Laaksonen R, Janatuinen T, Vesalainen R, Nuutila P, Haakkola O, Knuuti J, Lehtimäki T. Myeloperoxidase gene variation and coronary flow reserve in young healthy men. J Biomed Sci 2004;11(1):59-64.
38. Asselbergs FW, Reynolds WF, Cohen-Tervaert JW. Myeloperoxidase polymorphism related to cardiovascular events in coronary artery disease. Am J Med 2004;116:429-30.
39. Wainstein RV, Wainstein MV, Ribeiro JP, Dornelles LV, Tozzati P, et al. Association between myeloperoxidase polymorphisms and its plasma levels with severity of coronary artery disease. Clin Biochem 2010;43:57-62.
40. Ferrante G, Nakano M, Niccoli G, Mallus MT, Ramazzotti V, Montone RA, et al. High levels of systemic myeloperoxidase are associated with coronary plaque erosion in patients with acute coronary syndromes: a clinicopathological study. Circulation 2010;122(24):2505-13.
41. Kubala L, Lu G, Baldus S, Berglunf L, Eiserich JP. Plasma levels of myeloperoxidase are not elevated in patients with stable coronary artery disease. Clin Chim Acta 2008;394 (1-2):59-62.
42. Düzgünçinar O, Yavuz B, Hazirolan T, Deniz A, Tokgözoglu SL, Akata D, Demirpençe E. Plasma myeloperoxidase is related to the severity of coronary artery disease. Acta Cardiol 2008;63(2):147-52.
43. Meuwese MC, Stroes ESG, Hazen SL, et al. Serum myeloperoxidase levels are associated with the future risk of coronary artery disease in apparently healthy individuals. The EPIC-Norfolk prospective population study. J Am Coll Cardiol 2007;50(2):159-65.
44. Biasucci LM, D'Onofrio G, Liuzzo G, Zini G, Monaco C, Caligiuri G, et al. Intracellular neutrophil myeloperoxidase is reduced in unstable angina and acute myocardial infarction, but its reduction is not related to ischemia. J Am Coll Cardiol 1996;27:611-6.
45. Lobbes MBI, Kooi ME, Lutgens E, Ruiters AW, Passos VL, Braat SHJG, et al. Leukocyte counts, myeloperoxidase, and pregnancy-associated plasma protein A as biomarkers for cardiovascular disease: towards a multi-biomarker approach. Int J Vasc Med 2010; 2010:726207.
46. Ndrepepa G, Braun S, Mehilli J, von Beckerath N, Schömig A, Kastrati A. Myeloperoxidase level in patients with stable coronary artery disease and acute coronary syndromes. Eur J Clin Invest 2008;38(2):90-6.
47. Roman RM, Camargo PV, Borges FK, Rossini AP, Polanczyk CA. Prognostic value of myeloperoxidase in coronary artery disease: comparison of unstable and stable angina patients. Cor Art Dis 2010;21(3):129-36.
48. Stefanescu A, Braun S, Ndrepepa G, Koppara T, Pavaci H, Mehilli J, Chömig A, Kastrati A. Prognostic value of plasma myeloperoxidase concentration in patients with stable coronary artery disease. Am Heart J 2008;155(2):356-60.
49. Tang WHW, Wu Y, Nicholls SJ, Hazen SL. Plasma myeloperoxidase predicts incident cardiovascular risks in stable patients undergoing medical management for coronary artery disease. Chin Chem 2011;57(1):33-9.
50. Heslop CL, Frohlich HH, Hill HS. Myeloperoxidase and C-reactive protein have combined utility for long-term prediction of cardiovascular mortality after coronary angiography. J Am Coll Cardiol 2010;55:1102-9.
51. Brennan ML, Penn MS, Van Lente F, Nambi V, Shishehbor MH, Aviles RJ, et al. Prognostic value of myeloperoxidase in patients with chest pain. N Engl J Med 2003;349:1595-604.
52. Baldus S, Heeschen C, Meinertz T, Zeiher AM, Eiserich JP, Münzel T, et al. Myeloperoxidase serum levels predict risk in patients with acute coronary syndromes. Circulation 2003;108:1440-5.

53. Esporcatte R, Rey HCV, Rangel FOD, Rocha RM, Mendonça HTF, Dohmann HFR, Albanesi FM. Valor preditivo da mieloperoxidase na identificação de pacientes de alto risco admitidos por dor torácica aguda. Arq Bras Cardiol 2007:89(6):341-7.
54. Rudolph V, Goldmann BU, Bos C, Rudolph TK, Klinke A, Friedrichs K, et al. Diagnostic value of MPO plasma levels in patients admitted for suspected myocardial infarction. Int J Cardiol 2010;Sep 14 [Epub]
55. Apple FS, Pearce LA, Chung A, Ler R, Murakami MM. Multiple biomarker use for detection of adverse events in patients presenting with symptoms suggestive of acute coronary syndrome. Clin Chem 2007;53(5):874-81.
56. Li SH, Xing YW, Li ZZ, Bai SG, Wang J. Clinical implications of relationship between myeloperoxidase and acute coronary syndromes. Chin J Cardiovasc Dis 2007;35(3): 241-4.
57. de Azevedo LE, Gonçalves SC, Ribeiro JP, Nunes GL, de Oliveira JR, Araujo GN, Wainstein MV. Lack of association between plasma myeloperoxidase levels and angiographic severity of coronary artery disease in patients with acute coronary syndrome. Inflamm Res 2011;60(2):137-42.
58. Loria V, Dato I, Graziani F, Biasucci LM. Myeloperoxidase: a new biomarker of inflammation in ischemic heart disease and acute coronary syndromes. Mediators Inflamm 2008;2008:135625.
59. Morrow DA, Sabatine MS, Brennan ML, Lemos JA, Murphy SA, Tuff CT, et al. Concurrent evaluation of novel cardiac biomarkers in acute coronary syndrome: myeloperoxidase and soluble CD 40 ligand and the risk of recurrent ischaemic events in TACTICS-TIMI 18. Eur Heart J 2008;29(9):1096-102.
60. Scirica BM, Sabatine MS, Jarolin P, Murphy SA, de Lemos HL, Braunwald E, Morrow DA. Assessment of multiple cardiac biomarkers in non-ST-segment elevation acute coronary syndromes: observations from the MERLIN-TIMI 36 trial. Eur Heart J 2011:jan 27 [Epub]
61. Dominguez-Rodriguez A, Samimi-Fard S, Abreu-Gonzales P, Garcia-Gonzalez MJ, Kaski JC. Prognostic value of admission myeloperoxidase levels in patients with ST-segment elevation myocardial infarction and cardiogenic shock. Am J Cardiol 2008;101(11):1537-40.
62. Cavusoglu E, Ruwende C, Eng C, Chopra V, Wanamadala S, Clark LT, et al. Usefulness of baseline plasma myeloperoxidase levels as an independent predictor of myocardial infarction at two years in patients presenting with acute coronary syndrome. Am J Cardiol 2007;99(10):1364-8.
63. Borges FK, Borges FK, Stella SF, Souza JF, Wendland AE, Werres LC, et al. Serial analyses of C-reactive protein and myeloperoxidase in acute coronary syndrome. Clin Cardiol 2009;32(11):E58-62.
64. Mocatta TJ, Pilbrow AP, Cameron VA, Senthilmohan R, Frampton CM, Richards AM, Winterbourn CC. Plasma concentrations of myeloperoxidase predict mortality after myocardial infarction. J Am Coll Cardiol 2007;49(20):1993-2000.
65. Khan SQ, Kelly D, Quinn P, Davies JE, Ng LL. Myeloperoxidase aids prognostication together with N-terminal pro-B-type natriuretic peptide in high-risk patients with acute ST elevation myocardial infarction. Heart 2007;93(7):826-31.
66. Morrow DA. Appraisal of myeloperoxidase for evaluation of patients with suspected acute coronary syndromes. J Am Coll Cardiol 2007;49(20):2001-2.
67. Ng LL, Pathik B, Loke IW, Squire IB, Davies JE. Myeloperoxidase and C-reactive protein augment the specificity of B-type natriuretic peptide in community screening for systolic heart failure. Am Heart J 2006;152:94-101.

68. Tang WHW, Katz R, Brennan ML, Aviles JA, Tracy RP, Psaty BM, Hazen S. Usefulness of myeloperoxidase levels in healthy elderly subjects to predict risk of developing heart failure. Am J Cardiol 2009;103(9):1269-74.
69. Tang W, Brennan ML, Philip K, Tong W, Mann S, Van Lente F, Hazen SL. Plasma myeloperoxidase levels in patients with chronic heart failure. Am J Cardiol 2006;98:796-9.
70. Michowitz Y, Kisil S, Guzner-Gur H, Rubinstein A, Wesler D, Sheps D, et al. Usefulness of serum myeloperoxidase in prediction of mortality in patients with severe heart failure. IMAJ 2008;10:884-8.
71. Tang WH, Tong W, Troughton RW, Martin MG, Shrestha K, Borowski A, et al. Prognostic value and echocardiographic determinants of plasma myeloperoxidase levels in chronic heart failure. J Am Coll Cardiol 2007;49(24):2364-70.
72. Reichlin T, Sócrates T, Egli P, Potocki M, Breidthardt T, Arenja N, et al. Use of myeloperoxidase for risk stratification in acute heart failure. Clin Chem 2010;56(6):944-51.
73. Shah KB, Willem JK, Christenson RH, Diercks DB, Kuo D, Henderson S, et al. Lack of diagnostic and prognostic utility of circulating plasma myeloperoxidase concentrations in patients presenting with dyspnea. Clin Chem 2009;55(1):59-67.
74. Shishehbor MH, Brennan ML, Aviles RJ, Fu X, Penn MS, Sprecher DL, et al. Statin promote potent systemic antioxidant effects through specific inflammatory pathways. Circulation 2003;108:426-31.
75. Zhou T, Zhou S, Qi S, Shen X, Zeng G, Zhou H. The effect of atorvastatin on serum myeloperoxidase and CRP levels in patients with acute coronary syndrome. Clin Chim Acta 2006;368:168-72.
76. Andreou I, Tousoulis D, Miliou A, Tentolouris C, Zisimos K, Gounari P, et al. Effects of rosuvastatin on myeloperoxidase levels in patients with chronic heart failure: a randomized placebo-controlled study. Atherosclerosis 2010;210(10):194-8.
77. Baldus S, Rudolph V, Roiss M, Ito WD, Rudolph TK, Eiserich JP, et al. Heparins increase endothelial nitric oxide bioavailability by liberating vessel-immobilizes mieloperoxidase. Circulation 2006;113:1871-8.
78. Rudolph TK, Rudolph V, Witte A, Klinke A, Szoecs K, Lau D, et al. Liberation of vessel adherent myeloperoxidase by enoxaparin improves endothelial function. Int J Cardiol 2010;140(1):42-7.
79. Roberts CK, Won D, Pruthi S, Kurtovic S, Sindhu RK, Vaziri ND, et al. Effect of a short-term diet and exercise intervention on oxidative stress, inflammation, MMP-9, and monocyte chemotactic activity in men with metabolic syndrome factors. J Appl Physiol 2006;100:1657-65.
80. Ndrepepa G, Braun S, Schomig A, Kastrati A. Impact of therapy with statins, beta-blockers and angiotensin-converting enzyme inhibitors on plasma myeloperoxidase in patients with coronary artery disease. Clin Res Cardiol 2010, Nov 5 [Epub]
81. Morrow DA, Cannon CP, Jesse RL, et al. National Academy of Clinical Biochemistry Laboratory Medicine practice guidelines: clinical characteristics & utilization of biochemical markers in acute coronary syndromes. Circulation 2007;115:e356-75.
82. Davies MJ. Myeloperoxidase-derived oxidation: mechanisms of biological damage and its prevention. J Clin Biochem Nutr 2011; 48(1):8-19.
83. Morrow DA, Cook NR. Determining decision limits for new biomarkers: clinical and statistical considerations. Clin Chem 2011;57(1):1-3.

6

Homocisteína

CLÁUDIA F. GRAVINA
MARCELO BERTOLAMI

A constatação de que os tradicionais fatores de risco para doença cardiovascular podem estar ausentes em pacientes com aterosclerose grave, associada ao melhor conhecimento da patogênese da aterosclerose, estimulou a pesquisa de novos fatores de risco, visando melhorar a avaliação do risco cardiovascular. Diversos estudos caso-controle identificaram marcadores clínicos, bioquímicos ou genéticos que mostraram associação significativa com a doença arterial coronariana (DAC), acidente vascular cerebral (AVC) ou doença arterial obstrutiva periférica (DAOP). Algumas dessas associações não foram reprodutíveis em outros estudos nem independentes dos fatores de risco clássicos. Entretanto, outros novos fatores de risco confirmaram sua independência, embora ainda não esteja definido qual o melhor tratamento para eles. Este fato fez com que ainda hoje exista controvérsia se devem ou não ser introduzidos na avaliação rotineira do risco.

Para que os fatores de risco novos ou emergentes sejam amplamente introduzidos na rotina clínica, eles devem preencher alguns critérios predefinidos, tais como apresentar:

- Poder preditivo independente dos outros fatores de risco maiores.
- Prevalência relativamente alta na população (justificando determinações rotineiras na avaliação do risco).
- Determinações laboratoriais ou clínicas disponíveis, bem estandardizadas, de baixo custo, com valores de referência populacionais aceitos e relativamente estáveis biologicamente.
- Preferivelmente, mas não necessariamente, a modificação do fator de risco em estudos clínicos tenha mostrado redução do risco.

Muitos fatores de risco emergentes têm sido apontados como capazes de auxiliar na predição da aterosclerose. Entre eles, encontra-se a hiper--homocisteinemia.

INFORMAÇÕES GERAIS

Homocisteína é um aminoácido contendo enxofre formado durante o metabolismo da metionina (aminoácido essencial derivado da dieta e proteína endógena reciclada). A homocisteína não provém da dieta, sendo encontrada em pessoas saudáveis; ela ajuda a produzir proteínas e a processar o metabolismo celular.

No ser humano, 15 a 20mmol de homocisteína são formados a cada dia *como parte do metabolismo intermediário da metionina*. A homocisteína segue dois caminhos finais: parte retorna para a formação de metionina e parte é excretada na urina[1]. Assim, a homocisteína, que faz parte do ciclo da metionina, contribui, ao mesmo tempo, para sua manutenção (metionina e homocisteína são precursoras uma da outra).

De forma simplificada, a figura 6.1 descreve o ciclo metabólico da homocisteína[1]. A proteína ingerida na dieta transforma-se em metionina. Parte da metionina destina-se à formação de proteínas nos tecidos, parte transforma--se em S-adenosilmetionina, que atua como importante doador metil em várias reações de transmetilação, incluindo DNA, RNA, fosfolipídios e creatina.

A S-adenosilmetionina desempenha papel central na regulação do metabolismo da metionina, direcionando-a para a via de transulfuração (favorece a degradação via transulfuração quando a metionina se encontra elevada) ou para a via de remetilação. Na via de remetilação, a S-adenosilmetionina é remetilada para formar a S-adenosil-homocisteína, que, por sua vez, é hidrolisada em adenosina e homocisteína.

A homocisteína entra, então, por sua vez, no ciclo da remetilação ou na via de transulfuração. No ciclo da *remetilação*, ocorre reciclamento de 50% da homocisteína intracelular em metionina por meio de duas reações:

1. A primeira reação requer a enzima 5-metiltetra-hidrofolato-homocisteína metiltransferase (metionina sintase). Metilcobalamina (vitamina B_{12}) e metiltetra-hidrofolato servem como cofator e cossubstrato para esta enzima. A 5-metiltetra-hidrofolato representa a principal forma circulatória de folato e é catalisada pela metilenotetra-hidrofolato redutase (MTHFR).
2. A segunda reação requer a enzima betaína-homocisteína metiltransferase.

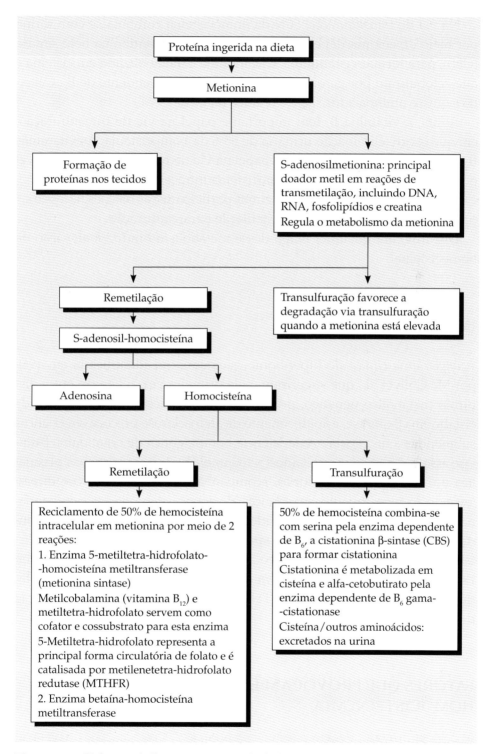

Figura 6.1 – Ciclo metabólico esquematizado da homocisteína.

Na via de *transulfuração*, 50% da homocisteína combina-se com serina por meio da enzima dependente de vitamina B_6 cistationina beta-sintase (CBS), para formar cistationina. Cistationina é metabolizada em cisteína e alfa-cetobutirato por gama-cistationase, enzima dependente de B_6. Cisteína e outros aminoácidos são excretados na urina.

Assim, a vitamina B_6 tem importante papel na via de transulfuração, em que ocorre eliminação urinária de 50% da homocisteína. As vitaminas B_{12} e ácido fólico têm importante papel na via de remetilação, responsável pelo reciclamento de 50% da homocisteína intracelular em metionina.

Além das vitaminas, várias enzimas participam das reações necessárias para que ocorram os ciclos de remetilação e transulfuração.

Distúrbio em qualquer etapa desse metabolismo induz à elevação de homocisteína[2].

IMPORTÂNCIA CLÍNICA

A *importância clínica* de hiper-homocisteinemia foi identificada em 1969 por Mc Cullyet al., que sugeriram, pela primeira vez, a ligação entre distúrbio metabólico genético, provocado por deficiência homozigótica de cistationina β-sintase, e aparecimento de aterosclerose precoce em crianças submetidas à necropsia[3]. A deficiência homozigótica de cistationina β-sintase associou-se a níveis elevados(> 100µmol/L) de homocisteínas plasmática e urinária (homocistinúria), acompanhados por aterosclerose difusa, levando ao aparecimento, em crianças, de doença aterosclerótica coronariana, doença vascular periférica e acidente vascular cerebral. Observou-se ainda que indivíduos com elevação apenas moderada de níveis de homocisteína apresentavam também risco aumentado de doença cardiovascular. Este aumento moderado resultava de deficiência heterozigótica de cistationina β-sintase (CBS) ou de MTHFR, enzima envolvida na remetilação de homocisteína em metionina.

FATORES QUE PROVOCAM ELEVAÇÃO DA HOMOCISTEINEMIA

Fatores congênitos (deficiência homozigótica ou heterozigótica de CBS e heterozigótica de MTHFR).

1. Outros fatores podem provocar elevação da homocisteinemia em **menor proporção**, tais como:
2. Fatores nutricionais (déficit de vitaminas B_6, B_{12} e folato).
   - Fatores fisiológicos (idade, sexo)[4].
   - Tabagismo[5].
   - Uso excessivo de café[6].
   - Uso de álcool[7].
   - Sedentarismo[8].
   - Ação de alguns fármacos (óxido nítrico, isoniazida, teofilina, carbamazepina, metotrexato, niacina, colestiramina)[9,10].
   - Algumas doenças (insuficiência renal crônica[8], psoríase).
   - Considera-se ainda que pode ocorrer diminuição relacionada ao envelhecimento na atividade de enzimas responsáveis pelo metabolismo da homocisteína[11].
   - Sugeriu-se também que mudanças vasculares são induzidas pela própria homocisteína[12].

MECANISMOS DE AÇÃO

Os *mecanismos de ação* pelos quais a hiper-homocisteínemia provoca efeitos deletérios associam-se a disfunção endotelial, estresse oxidativo, proliferação de células lisas vasculares e distúrbios da coagulação[13-16].

DEFINIÇÃO DE HIPER-HOMOCISTEINEMIA E LIMITES DA VARIAÇÃO NORMAL

Os limites da variação normal da concentração plasmática de homocisteína na população geral e a definição de hiper-homocisteinemia podem variar, segundo alguns autores, de acordo com os diversos países, sendo recomendável que cada país determine seus próprios valores de normalidade.

A *definição de hiper-homocisteinemia* em uma população é realizada usando um ponto de corte arbitrário, por exemplo, acima do percentil 95, método similar aos iniciais de avaliação dos níveis de colesterol e hipertensão arterial[17,18]. De acordo com alguns autores, os limites "normais" da homocisteína sanguínea oscilam entre 5 e 15μmol/L[19,20]. De acordo com outros, o valor médio para a homocisteína plasmática gira em torno de 9 a 10μmol/L[21,22].

No Japão, por exemplo, valores médios de homocisteína em pessoas saudáveis é de 6μmol/L, e na África do Sul, de 13μmol/L[23]. No Brasil, em estudo[24] realizado com idosos de 65 a 88 anos, aqueles que apresentavam homocisteinemia acima de 14μmol/L tiveram 2,03 vezes mais risco de ter doença arterial coronariana (DAC) do que idosos com níveis plasmáticos de homocisteína abaixo de 14μmol/L, sugerindo que o nível adequado de homocistenemia deve ser menor que 14μmol/L em idosos.

Valores iguais ou maiores que 16μmol/L são arbitrariamente denominados de hiper-homocisteinemia, que pode ser:

- Moderada (16-30μmol/L).
- Intermediária (31-100μmol/L).
- Grave (> que 100μmol/L).

HOMOCISTEÍNA COMO FATOR DE RISCO

A associação entre concentração de homocisteína plasmática e aterosclerose foi investigada em vários estudos clínicos. Stampfer et al., em 1992, realizaram coleta de sangue e seguimento por cinco anos de 14.916 médicos aparentemente saudáveis. O desfecho principal analisado foi infarto do miocárdio (IAM) ou morte por doença arterial coronariana. As amostras de sangue dos 271 médicos que desenvolveram IAM foram analisadas para a dosagem de homocisteinemia, com controles pareados e ajustados para idade e tabagismo. Os autores concluíram que níveis moderadamente elevados de homocisteína se associaram a risco subsequente de IAM, independentemente de outros fatores[25]. Metanálise realizada por Boushey, em 1995, demonstrou que a elevação de 5μmol/L de homocisteína se associou a aumento no risco de doença arterial coronariana de 60% no homem e de 80% na mulher[26]. Gluecket al., em 1995, dosaram homocisteína em 482 pacientes consecutivos encaminhados para diagnóstico e tratamento de dislipidemia e concluíram que esta é preditor independente de risco de doença coronariana[27]. Revisão feita por Van der Griend[28], em 2000, apresentou evidência epidemiológica crescente de que hiper-homocisteinemia seja "fator de risco cardiovascular independente, embora a relação de causa e efeito não esteja ainda comprovada". Estudo caso-controle de Faria Netto[29], realizado com população brasileira com idade média de 57 anos, verificou que a hiper-homocisteinemia foi fator de risco independente, com níveis médios e desvios-padrão de homocisteína no grupo controle de 12,5 ± 4µmol/L, e grupo caso de 14,5 ± 6,8µmol/L. Estudo caso-controle de Gravina Taddei[24], realizado com população brasileira idosa com idade média de 72 anos, verificou que a hiper-homocisteinemia foi fator de risco independente, com níveis médios e desvios-padrão de homocisteína no grupo controle de 11,9 ± 4,59µmol/L e grupo caso de 14,33 ± 4,59µmol/L.

Entretanto, outros trabalhos não apresentaram a mesma conclusão. Folsom et al. (1998), em estudo prospectivo tipo caso-coorte, com duração de 3,3 anos, afirmaram que seus achados suscitam dúvidas às conclusões de que a hiper-homocisteinemia seja fator de risco independente para doença arterial coronariana. Esses autores sugeriram que a aterosclerose poderia, por si só, elevar os níveis de homocisteína, resultando em associação entre hiper-homocisteinemia e doença arterial coronariana (DAC) por mecanismo de causalidade reversa (hiper-homocisteinemia poderia ser consequência e não causa de DAC). Foi sugerido também que, em pacientes com DAC, a hiper-homocisteinemia poderia prever mau prognóstico, refletindo gravidade de DAC e possibilidade de risco de trombose[30].

Stampler, em artigo antes mencionado[31], afirma que a dúvida se a homocisteína elevada poderia ser consequência e não causa de infarto agudo é afastada pelo planejamento prospectivo de seu estudo.

Da mesma forma, essa hipótese de causalidade reversa não foi aceita por Bostom e Selhub 32, que afirmaram não ser ela apoiada pela evidência epidemiológica de vários trabalhos e pelos achados em estudos em humanos e em animais, tais como presença de eventos aterotrombóticos aos 30 anos de idade em 50% das crianças com hiper-homocisteinemia não tratada e em jovens adultos sem fatores de risco tradicionais e com homocistinúria devido à deficiência de CBS. A redução dos níveis de homocisteinemia nesses pacientes demonstrou diminuir a incidência de eventos cardiovasculares[33,34]. Outro trabalho verificou redução acentuada de reatividade de fluxo da artéria braquial após hiper-homocisteinemia aguda causada por dose oral de L-metionina em indivíduos jovens sem aterosclerose ou fatores de risco para doença coronariana e com reatividade normal de fluxo da artéria braquial[35].

Atualmente existe um número consistente de trabalhos experimentais e epidemiológicos que confirmam a existência de associação independente e gradativa entre níveis de homocisteína e risco cardiovascular, como apresentados a seguir entre idosos. Permanece, porém, a dúvida sobre qual seria o tratamento adequado e quais os pacientes que deveriam ser tratados.

HOMOCISTEÍNA COMO FATOR DE RISCO EM IDOSOS

Níveis elevados de homocisteína foram independentemente associados com mortalidade por todas as causas e mortalidade cardiovascular em idosos no estudo Framingham[36].

No estudo Rotterdan[37], níveis elevados de homocisteína foram associados com risco aumentado de aterosclerose e doença cardiovascular nas idades de 55 a 74 anos, não se observando associação após 75 anos, possivelmente por mortalidade seletiva.

No Brasil, estudo caso-controle de Gravina Taddei, realizado com 172 idosos[24] entre 65 e 88 anos, idade média de 72 anos, submetidos a cinecoronariografia e angiografia coronariana quantitativa, detectou que a hiper-homocisteinemia foi fator de risco para DAC. Idosos com homocisteinemia acima de 14µmol/L apresentaram *odds ratio* (razão de risco) de 2,03, ou seja, 2,03 vezes mais probabilidade de ter DAC do que idosos com níveis plasmáticos de homocisteína abaixo de 14µmol/L. Quando a homocisteinemia foi analisada de forma contínua, apresentou razão de risco de 1,07, intervalo de confiança de 1,0057 a 1,1384, p = 0,0385. Isso significa que, para cada acréscimo de uma unidade (1µmol/L) de homocisteína, o idoso apresentou 7% mais risco de ter doença coronariana. Aumento de 5µmol/L de homocisteína associou-se à razão de risco de 1,403 (ou seja, 40% mais probabilidade de ser caso).

O estudo FACIT (*Folic Acid and Carotid Intima-media Thickness*)[38], randomizado, controlado com placebo, analisou 818 pacientes de 50-70 anos de idade com homocisteinemia elevada e vitamina B_{12} normal. Como objetivo secundário, analisou o efeito do ácido fólico em cognição. Foram administrados 800µg/dia de ácido fólico ou placebo por dia durante 3 anos. Os resultados demonstraram que as concentrações de folato aumentaram em 576% e as concentrações de homocisteína diminuíram em 26% nos que receberam ácido fólico comparado com placebo. O uso de ácido fólico diário melhorou significativamente a cognição em idosos, especialmente a relacionada com memória e processamento de informação.

Estudo populacional recente[39] realizado na Holanda (*Leiden 85-plus Study*) investigou a eficácia de fatores de risco tradicionais e de alguns novos fatores de risco em predizer mortalidade cardiovascular naqueles muito idosos (≥ 85 anos) sem doença cardiovascular (DCV). Concluiu que nesses muito idosos, sem DCV prévia, as concentrações de homocisteína podem identificar com acurácia aqueles com alto risco de mortalidade cardiovascular, enquanto os fatores de risco tradicionais incluídos no escore de Framingham não o fazem.

TRATAMENTO DA HIPER-HOMOCISTEINEMIA

HIPER-HOMOCISTEINEMIA GRAVE (> 100μmol/L)

O tratamento da hiper-homocisteinemia grave (> 100μmol/L), causada por deficiência genética de CBS, com homocistinúria, lesões oculares, osteoporose, retardo mental e complicações vasculares (tromboembolismo em grandes e pequenas artérias e veias) como maior causa de morbidade e mortalidade, reduz significamente o risco vascular. Pode ser realizado de três formas:

1. para os responsivos à piridoxina, a administração de vitamina B_6 associada à vitamina B_{12} e ao ácido fólico corrige as anormalidades metabólicas;
2. para os não responsivos à vitamina B_6, dieta com restrição de metionina associada à administração de vitaminas B_6, B_{12} e ácido fólico;
3. em caso de não aderência à dieta, pode-se utilizar betaína (doador metil).

   Obs.: podem-se ainda utilizar antiagregantes e antitrombóticos para reduzir o risco aumentado de tromboembolismo[40].

Se o diagnóstico dessa doença for feito precocemente, durante a infância, o tratamento pode prevenir as complicações oculares, vasculares e mentais. Se feito mais tardiamente, o tratamento visa prevenir as complicações vasculares e impedir progressão de danos. Os eventos ocorrem prematuramente (idade de maior risco é ao redor dos 10 anos; probabilidade de tromboembolismo em paciente não tratado antes dos 20 anos é de 30%, elevando-se para 50% antes dos 30 anos[41]).

HIPER-HOMOCISTEINEMIA MODERADA OU INTERMEDIÁRIA SEM HOMOCISTINÚRIA

O tratamento da hiper-homocisteinemia moderada ou intermediária sem homocistinúria, em que a elevação dos níveis de hemocisteína é, por vezes, menor que o nível pós-tratamento da situação acima mencionada, é feito pela suplementação de vitaminas B_6, B_{12} e ácido fólico.

Apesar de trabalhos terem identificado hiper-homocisteinemia como fator de risco para DAC, principalmente em idosos, existem ainda controvérsias se o tratamento com vitaminas efetivamente reduz o risco cardiovascular. Em 2000, as considerações da *Canadian Task Force on Preventive*

Health Care[42] sugeriram que, até aquele momento, não existia evidência suficiente para recomendar pesquisa de rotina ou tratamento de hiper-homocisteinemia e recomendavam tempo de espera até a publicação de trabalhos em andamento.

Após esta data foram publicados os resultados de vários trabalhos, sendo os mais recentes apresentados a seguir:

1. **VISP trial**[43] (2004) – não mostrou benefícios da terapia com vitaminas em pacientes com acidente vascular cerebral (AVC).

2. **HOPE-2**[44] (2006) – 5.522 pacientes ≥ 59 anos, com doença vascular preexistente (coronariana, cerebrovascular, periférica) ou diabetes e pelo menos um fator de risco adicional, recrutados de países como Estados Unidos ou Canadá (em que a fortificação com folato é obrigatória) e outros países, em que o uso de folato não é obrigatório (Brasil, Europa Oriental, Eslováquia). Os pacientes foram randomizados para receber placebo (n = 2,764) ou tratamento com 2,5mg de ácido fólico, 50mg de vitamina B_6 e 1mg de vitamina B_{12} (n = 2,758). Tempo médio de seguimento: 5 anos. Não se observou benefício no objetivo composto (morte por DCV, infarto, AVC). Quando analisado isoladamente, observou-se redução absoluta de risco de AVC de 1,3% e de risco relativo de AVC de 24% com tratamento com vitaminas. Entretanto, os autores concluíram que este achado poderia ser "uma superestimativa do efeito real ou um resultado devido ao acaso"[45], uma vez que não foi observado efeito em ataques isquêmicos transitórios, e este efeito não havia sido observado em estudos anteriores.

3. **NORVIT**[46] (2006) – estudo randomizado, controlado com placebo, em desenho fatorial 2 x 2. Foram analisados 3.749 pacientes de 30-84 anos, idade média 64 anos, que tiveram infarto agudo de miocárdio (IAM) em menos de 7 dias antes da randomização. Cerca de 90% dos pacientes tomavam aspirina e betabloqueadores, e 80%, estatina. Foram randomizados para quatro grupos: ácido fólico + vitamina B_6; ácido fólico sozinho; vitamina B_6 sozinha; ou placebo. O objetivo primário composto foi: IAM fatal e não fatal (incluindo morte súbita) e AVC fatal e não fatal. Após 2 meses, os níveis de homocisteína caíram em pacientes tomando ácido fólico, com ou sem vitamina B_6, e permaneceram 28% mais baixos comparado com B_6 ou placebo durante todo o estudo. No grupo ácido fólico + vitamina B_6 houve aumento significativo do objetivo primário compa-

rado com os demais grupos. A taxa de eventos foi mais alta no grupo ácido fólico + vitamina B_6, comparado com ácido fólico ou vitamina B_6 (sozinhos) ou placebo. A taxa de câncer foi mais alta em ambos os grupos com ácido fólico. Quando se analisou o grupo ácido fólico + vitamina B_6 *versus* controle, verificou-se que o risco de IAM e AVC, IAM sozinho, morte por qualquer causa foi maior no grupo ácido fólico + vitamina B_6 do que no grupo controle. O risco para câncer foi maior no grupo ácido fólico, porém não adquiriu significância estatística. Os autores concluem por não indicar o uso de vitamina B para pacientes pós-infarto e apontam, como limitações do estudo, que ele pode não ter apresentado poder estatístico suficiente, que o desenho fatorial 2 x 2 pode ter sido muito complexo e o estudo pode não ter conseguido isolar o efeito do folato por si só[31].

4. **FACIT TRIAL** (2007) (*Folic Acid and Carotid Intima-media Thickness*)[38] – já mencionado nos trabalhos em idosos, esse estudo demonstrou que o uso de folato reduziu os níveis de homocisteína e melhorou a cognição em idosos, especialmente quando relacionada com memória e velocidade de processamento de informação. Apresenta a mesma sigla de outro estudo, o FACIT trial (*Folate After Coronary Intervention Trial*)[47] de 2002, que demonstrou que o uso de folato e vitamina B_6 aumentou a reestenose *in-stent* em pacientes submetidos à intervenção coronariana percutânea com sucesso.

5. **WENBIT**[48] (2008) – *Western Norway B-Vitamin Intervention Trial*: 3.096 pacientes com DAC foram randomizados em desenho fatorial 2 x 2, para receber ácido fólico, vitaminas B_{12} e B_6, ácido fólico e vitamina B_{12}, vitamina B_6 sozinha ou placebo. Os níveis de homocisteína diminuíram em 30% no grupo ácido fólico/B_{12} em um ano. Entretanto, o estudo foi interrompido após os resultados do estudo NORBIT terem sugerido um possível aumento no risco de câncer com a suplementação de vitamina B. Após seguimento médio de 38 meses, não se observou diferença no risco de morte ou eventos cardiovasculares maiores entre os quatro grupos.

6. **LEIDEN-85-PLUS STUDY**[38] (2009) – mencionado anteriormente, concluiu que naqueles muito idosos, com mais de 85 anos de idade, sem DCV prévia, as concentrações de homocisteína podem identificar com acurácia os com alto risco de mortalidade cardiovascular, enquanto os fatores de risco tradicionais incluídos no escore de Framingham não o conseguem.

7. **Mager et al.**[49] (estudo realizado em Israel e publicado em 2009) examinaram o impacto da terapia para reduzir a homocisteinemia elevada na evolução de longo prazo de pacientes com DAC de início recente e sua interação com o genótipo metilenetetra-hidrofolato. Período médio de seguimento: 9 anos e meio (115 meses). O tratamento com ácido fólico ≥ 400mcg/dia, com ou sem vitamina B, associou-se significativamente à menor mortalidade por todas as causas em pacientes com níveis de homocisteína maiores que 15μmol/L, mas não em pacientes com níveis menores. Na análise de regressão de Cox, a terapia com vitamina, homocisteína elevada e idade avançada associou-se, independentemente, com mortalidade por todas as causas. O genótipo metilenetetra-hidrofolato redutase não se associou com a evolução. O estudo concluiu que a terapia com folato a longo prazo se associou, independentemente, com menor mortalidade por todas as causas em pacientes com DAC e níveis elevados de homocisteína. Essa associação não foi observada em pacientes com níveis mais baixos de homocisteína.

8. **SEARCH**[50] (2010) – uma vez que uma análise de subgrupo do HOPE-2 e metanálise de outros estudos sugeriram efeito protetor das vitaminas B_{12} e folato em AVC, foi realizado o SEARCH *trial* com grande número de participantes e tempo maior de seguimento para melhor observar os eventos vasculares. Foram incluídos 12.064 pacientes sobreviventes de infarto, que foram randomizados para 2mg de ácido fólico + 1mg de vitamina B_{12}/dia ou placebo. Os resultados mostraram redução de 28% dos níveis plasmáticos de homocisteína com as vitaminas. Durante os 6,7 anos de seguimento, não houve diferença no objetivo primário de eventos vasculares maiores (morte coronariana, IAM, qualquer revascularização ou AVC) entre os dois grupos. Não houve diferença nos outros objetivos secundários maiores ou na incidência de câncer entre os dois grupos.

9. **VITATOPS** (2010) – estudo duplo-cego, controlado com placebo, 8.164 pacientes de diversas raças foram randomizados para receber placebo ou vitaminas B. Tempo de seguimento médio: 3,4 anos. O objetivo era verificar se reduzindo os níveis de homocisteína com 25mg de vitamina B_6, 0,5mg de vitamina B_{12} e 2mg de folato como parte do tratamento médico usual poderia diminuir a incidência de eventos maiores em pacientes com AVC recente ou isquemia transitória nos últimos 7 meses. A hipótese era de que o tratamento diário

com vitaminas reduziria a homocisteína e o risco relativo do objetivo composto de AVC, infarto ou morte vascular em 15%. Entretanto, a redução de risco relativo encontrada com as vitaminas B foi de 9%, e a de risco absoluta, de 1,56. Houve redução significativa no objetivo secundário de morte vascular com as vitaminas B, 8% *versus* 9% com placebo (RR 0,86, 95% IC 0,75-0,99, p = 0,04). Observou-se redução significativa dos níveis de homocisteína no grupo vitaminas. Não foram encontradas diferenças significativas nos efeitos adversos entre os grupos. Os autores observaram que o estudo apresentou limitações quanto à aderência ao tratamento e seguimento incompleto. As taxas altas de não aderência, embora similares entre os grupos, poderiam ter minimizado uma diferença verdadeira no tratamento, assim como as altas taxas de perda no seguimento, embora semelhantes entre os grupos, poderiam ter mascarado pequenas diferenças na taxa de eventos. A duração do estudo pode não ter sido longa o suficiente para identificar ou excluir um efeito a longo prazo das vitaminas B[51].

10. **METANÁLISE: OITO ESTUDOS RANDOMIZADOS (B** – *Treatment Trialists' Collaboration*)[52] – foi realizada uma metanálise de oito estudos randomizados, controlados com placebo, de suplementação de ácido fólico em indivíduos com homocisteína elevada e DCV (CHAOS-2, VISP, WAFACS, HOST, HOPE-2, WENBIT, NORVIT e SEARCH). O objetivo era observar melhor os efeitos da suplementação de ácido fólico na DCV em indivíduos com risco aumentado para esta doença. Foram incluídos 37.485 indivíduos. O ácido fólico reduziu os níveis de homocisteína em 25%. Durante uma média de 5 anos de seguimento, o uso de ácido fólico não apresentou efeitos significativos em eventos cardiovasculares, câncer, mortalidade por câncer, mortalidade por todas as causas.

11. **Wald et al.**[53] (2011) – os autores sugerem uma possível explicação do porquê a redução da homocisteína com ácido fólico não tem demonstrado benefícios, enquanto estudos genéticos identificam homocisteína como fator de risco para DCV. A homocisteína aumenta a agregação plaquetária, mas a grande maioria dos estudos foi conduzida em pacientes com DCV e em uso de aspirina, o que pode ter mascarado os efeitos da redução da homocisteína. Referem que os resultados de seu trabalho indicam que pacientes em uso de aspirina podem não se beneficiar da redução de homocisteína com ácido

fólico. Estudos em que poucos pacientes utilizavam aspirina mostraram efeito protetor do ácido fólico comparado com estudos nos quais muitos pacientes usavam aspirina. Se esta hipótese for verdadeira, o ácido fólico teria papel em *prevenção primária*, quando a aspirina não é utilizada, mas não em prevenção secundária. Para chegar a estas conclusões, realizaram duas metanálises[54]:

- A primeira metanálise, 75 estudos genéticos, com 22.068 casos com doença isquêmica e 23.618 controles sem doença cardíaca; e 53 estudos com 36.167 participantes sem doença cardiovascular com níveis de homocisteína de acordo com o genótipo MTHRF.
- A segunda metanálise, 14 estudos randomizados de redução da homocisteína com vitaminas B, com 39.597 participantes.

Utilizaram os dados para testar a hipótese de que o uso de aspirina pode influenciar o efeito protetor do ácido fólico. Os resultados mostraram que tomar vitamina B se associou à redução de homocisteína de 3,3µmol/L, porém sem redução na doença isquêmica. Contudo, em análise posterior, verificou-se que o ácido fólico se associou à redução de eventos isquêmicos nos cinco estudos com a menor prevalência de terapia antiplaquetária (60% em média, geralmente aspirina), porém não nos cinco estudos relatando alto uso de aspirina (91% em média). Os autores encontraram redução de risco de eventos isquêmicos de 6% com ácido fólico nos estudos com o uso moderado de aspirina, comparado com aqueles com uso intenso. Isso equivaleria a 15% de redução de risco se o paciente não estiver tomando aspirina, o que seria consistente com os estudos genéticos.

CONCLUSÃO

A controvérsia ainda permanece. Até que mais dados sejam obtidos, recomenda-se a individualização dos casos na tomada de conduta. Recomenda-se avaliação de risco em idosos malnutridos (identificou-se déficit de vitamina B_6 em 59% e de vitamina B_{12} em 47% em idosos brasileiros[24]), com síndromes de má absorção, hipotireoidismo, insuficiência renal, lúpus ou em uso de algumas medicações (óxido nítrico, isoniazida, teofilina, carbamazepina, metotrexato, niacina, colestiramina), em portador de aterosclerose, porém sem os fatores clássicos, e em indivíduo saudável, mas descendente de família sem fatores de risco tradicionais, em que a doença coronariana é altamente prevalente.

REFERÊNCIAS BIBLIOGRÁFICAS

1. Mayer E, Jacobsen D, Robinson K. Homocysteine and coronary atherosclerosis. J Am Coll Cardiol 1996;27:517-27.
2. Stampfer M, Malinow R. Can lowering homocysteine levels reduce cardiovascular risk? N Engl J Med 1995;332:328-9.
3. Mckully KS. Vascular pathology of homocysteinemia: implications for the pathogenesis of arteriosclerosis. Am J Pathol 1969;56:111-28.
4. Nygard O, Vollset SE, Refsum H, et al. Total plasma homocysteine and cardiovascular risk profile: the Hordaland Homocysteine Study. JAMA 1995;274:1526-33.
5. Stampfer MJ, Malinow MR, Willet W, et al. A prospective study of plasma homocysteine and risk of myocardila infarction in US physicians. JAMA 1992;268:877-81.
6. Nygard O, Refsum H, Ueland P, et al. Major lifestyle determinants of plasma total homocysteine distribution: the Hordaland Homocysteine study. Am J Clin Nutr 1998;67:263-70.
7. Volssset S, Nygard O, Kvale G, et al. The Hordaland Homocysteine Study: lifestyle and total plasma homocysteine in Western Norway. In: Graham I, Refsum H, Rosenberg I, Ueland P. Homocysteine metabolism: from basic science to clinical medicine. Massachusetts: Kluwer Academic; 1997. p.177-82.
8. Bostom AG, Shemin D, Lapane KL, et al. Hyperhomocysteinemia and traditional cardiovascular disease risk factors in end-stage renal disease in patients on dyalisis: a case-control study. Atherosclerosis 1995;114(1):2743-8.
9. Welch G, Loscalzo J. Homocysteine and atherothrombosis. N Engl J Med 1998;338:1042-59.
10. Warren CJ. Emergent cardiovascular risk factor: homocysteine. Prog Cardiovasc Nurs 2002;17:35-41.
11. Nordstrom M, Kjellstrom T. Age dependency of cystatione beta-syntase activity in human fibroblasts in homocisteinemia and atherosclerotic vascular disease. Atherosclerosis 1992;94:213-21.
12. Mc Cully KS. Homocysteine theory of arteriosclerosis development and current status. Atherosclerosis 1983;11:157-246.
13. Kanani P, Sinkey C, Browing R, et al. Role of oxidant stress in endothelial dysfunction produced by experimental hyperhomocysteinemia in humans. Circulation 1999;100:1161-8.
14. Chambers J, Mcgregor A, Jean-Marie J, et al. Demonstration of rapid onset vascular endothelal dysfunction after hyperhomocysteinemia. An effect reversible with vitamina C therapy. Circulation 1999;99:1156-60.
15. Jacobsen D. Homocysteine and vitamins in cardiovascular disease. Clin Chemist 1998;44:1833-43.
16. Woo KS, Chook P, Lolin Y, et al. Hiperhomocysteinemia is a risk factor for arterial endothelial dysfunction in humans. Circulation 1997;96:2542-4.
17. Hankey G, Eikelboom JW. Homocysteine and vascular disease. Lancet 1999;354:407-13.
18. Cammerer MA, Manfroi WC, Mascarenhas MA. Homocisteína, doenças cardiovasculares e fatores nutricionais. Rev Soc Cardiol Estado de São Paulo 2001;11:10-7.
19. Malinow MR, Bostom AG, Krauss RM. Homocysteine, diet, and cardiovascular diseases: a statement for healthcare professionals from the Nutrition Committee, American Heart Association. Circulation 1999;99:178-82.
20. Christen W, Ajani U, Glynn R, et al. Blood levels of homocysteine and increased risks of cardiovascular disease. Causal or casual? Arch Intern Med 2000;169:422-34.
21. Duell PB, Malinow MR. Homocysteinemia and risk of atherosclerosis: a clinical approach to evaluation and management. Endocrinologist 1998;8:170-7.

22. Malinow M. Hyperhomocysteinemia. A common and easily resersible risk factor for occlusive atherosclerosis. Circulation 1990;81:2004-6.
23. Alfthan G, Aro A, Gey K. Plasma homocysteine and cardiovascular disease mortality. Lancet 1997;349:397.
24. Gravina Taddei CF, Batlouni M, Sarteschi C, et al. Hiperhomocisteinemia como fator de risco independente para doença arterial aterosclerótica coronária em idosos. Arq Bras Cardiol 2005;85(3):166-73.
25. Sampfer MJ, Malinow MR, Willet W, et al. A prospective study of plasma homocysteine and risk of myocardial infarction in US physicians. JAMA 1992;268:877-81.
26. Boushey CJ, Beresford SA, Imenn GS, Motulsky AG. A quantitative assessment of plasma homocysteine as a risk factor for vascular disease: possible benefits of increasing folic acid intakes. JAMA 1995;274:1049-107.
27. Glueck C, Shaw P, Lang J, Tracy T, Sieve-Smith L, Wang Y. Evidence that homocysteine is an independent risk factor for atherosclerosis in hyperlipidemic patients. Am J Cardiol 1995;75:132-6.
28. Van der Griend R, Biesma D, Banga JD. Hyperhomocysteinaemia as a cardiovascular risk factor: an update. Netherlands J Med 2000;56:119-30.
29. Faria Netto JR. A hiperhomocisteinemia é fator de risco independente para doença arterial coronária em população brasileira: um estudo caso-controle. São Paulo 2001. Tese (Doutorado) – Faculdade de Medicina, Universidade de São Paulo.
30. 30. Folsom A, Javier Neto F, Mc Govern PG, et al. Prospective study of coronary heart disease incidence in relation to fasting total homocysteine, related genetic polimorphisms and B vitamins. The atherosclerosis risk in Communities (ARIC) study". Circulation 1998;98:204-10.
31. http://www.medscape.com/viewarticle/512905. Acessado em 17/03/2011
32. Bostom A, Selhub J. Homocysteine and arteriosclerosis: subclinical and clinical disease associations. Circulation 1999;99:2361-3.
33. Mudd SH, Skovby F, Levy HL, et al. Natural history of homocystinuria due to cystathionine beta synthase deficiency. Am J Hum Genet 1985;37:1-25.
34. Wilcken DE. The natural history of vascular disease in homocystinuria and the effects of treatment. J Inherit Metab Dis 1997;20:295-300.
35. Chambers JC, McGregor A, Jean-Marie J, Kooner JS. Acute hyperhomocysteinemia and endothelial dysfunction. Lancet 1998;351:36-7.
36. Bostom AG, Silbershatz H, Rosenberg IH, et al. Non-fasting plasma total homocisteine levels and all-cause and cardiovascular disease in the elderly Framingham men and women. Arch Intern Med 1999;159:1077-80.
37. Bots ML, Launer LJ, Lindemans J, Hofman A, Grobbee DE. Homocysteine, atherosclerosis and prevalent cardiovascular disease in the elderly: The Rotterdan Study. J Intern Med 1997;243:339-47.
38. Durga J, van Boxtel MPJ, Schouten EG, et al. Effect of 3-year folic acid supplementation on cognitive function in older adults in the FACIT trial: a randomized, double-blind, controlled trial. Lancet 2007;369:208-16.
39. De Ruiyter W, Westendorp RGJ, Assnedelft WJJ, et al. Use of Framingham risc score and new biomarkers to predict cardiovascular mortality in olde people: population based observational cohort study. BMJ 2009;338:3083.
40. Boers G, Yap S, Naughteen E, Wilcken B. The treatment of high homocysteine concentrations in homocystinuria: biochemical control in patients and their vascular outcome. In: Robinos K. Homocysteine and vascular disease. MA: Kluwe Academic Publishers; 2000. p. 411.

41. Mudd SH, Skovby F, Levy HL, et al. The natural history of homocystinuria due to cystationine B-sintase deficiency. Am J Hum Genet 1985;37:1-31.
42. Booth GL, Wang EE. Preventive health care, 2000 update: screening and management of hyperhomocysteinemia for the prevention of coronary artery disease events. The Canadian Task Force on Preventive Health Care. Can Med Assoc J 2000;163:21-9.
43. Toole JF, Malinow MR, Chambless LE, et al. Lowering homocysteine in patients with ischemic stroke to prevent recurrent stroke, myocardial infarction and death. The Vitamin Interventions for Stroke Prevention (VISP) randomized controlled trial. JAMA 2004;291:565-75.
44. The Heart Outcomes Prevention Evaluation (HOPE 2) Investigators. Homocysteine lowering with folic acid and B vitamins in vascular disease. N Engl J Med 2006;354(15):1567-77.
45. http://www.theheart.org/article/663187.do. Acessado em 15/03/2011.
46. Bonaa KH, Njolstad I, Ueland PM, et al, for the NORVIT trial investigators. Homocysteine lowering and cardiovascular events after acute myocardial infarction. N Engl J Med 2006;354(15):1578-88.
47. Effect of homocysteine-lowering therapy with folic acid, vitamin B12, and vitamin B6 on clinical outcome after percutaneous coronary intervention: the Swiss Heart study: a randomized controlled trial. JAMA 2002;288(8):973-9.
48. Ebbing M, Bleie O, Ueland PM, et al. Mortality and cardiovascular events in patients treated with homocysteine lowering B vitamins after coronary angiography. A randomized controlled trial. JAMA 2008;300:795-804.
49. Mager A, Orvin K, Koren-Morag N, et al. Impact of homocysteine-lowering vitamin treatment on long-term outcome of patients with coronary artery disease. Am J Cardiol 2009;104:745-9.
50. Armitage JM, et al, on behalf of the SEARCH Collaborative Group. Effect of homocysteine-lowering with folic-acid plus vitamin B12 vs placebo on mortality and major morbidity in myocardial infarction survivors. JAMA 2010;303:2486-94.
51. http://www.theheart.org/article/1108543. Acessado em 16/03/2011.
52. Clarke R, Halsey J, Lewington S, et al. Effects of lowering homocysteine levels with B vitamins on cardiovascular disease, cancer and cause-specific mortality: mataanalysis of 8 randomized trial involving 37.485 individuos. Arch Intern Med 2010;170(18):1631-3.
53. Wald DS, Morris JK, Wald NJ. Reconciling the evidence on serum homocysteine and ischaemic heart disease: a meta-analysis. PLoS One 2011;6:e16473.
54. http://www.theheart.or/article//1182135/print.do. Acessado em 17/03/2011.

7
Aplicações da Biologia Molecular em Cardiologia

MARCELO FERRAZ SAMPAIO
BRUNO SAMPAIO SABA

Até algumas décadas atrás, o estudo dos sistemas biológicos baseava-se exclusivamente em sua natureza morfológica, tanto do ponto de vista macroscópico como microscópico. Portanto, as análises e conclusões eram baseadas em modificações em forma, tamanho e aparência, por exemplo. Com o desenvolvimento das ciências tecnológicas, foi possível identificar estruturas submicroscópicas, ou seja, no campo molecular, e reconhecê-las como essenciais no processo biológico de tecidos vivos. O marco desse conhecimento foi proporcionado pelos estudos de Maurice Wilkins e Rosalind Franklin, posteriormente consolidado e publicado, já na década de 1950, por Watson e Crick. A pesquisa descreveu o modelo da molécula de DNA de dupla-hélice, composta de bases em seu interior unidas entre si por pontes de hidrogênio[1]. A partir da descoberta desse elemento primordial, sucedeu-se uma sequência de achados possibilitando a compreensão das principais características dos seres vivos, dando origem à Biologia Molecular[2].

O estudo da biologia molecular representa uma importante ferramenta de desenvolvimento em cardiologia, não somente pela sua grande relevância clínica e epidemiológica por meio do diagnóstico, mas também pelo potencial de aplicabilidade no tratamento das doenças relacionadas[3]. Seu aprimoramento tornou-se possível após a análise completa do genoma humano em 2003[4]. Inicialmente, as descobertas relevantes derivadas do Projeto Genoma possibilitaram a compreensão de doenças relacionadas a alterações em um único gene (heranças monogênicas), encerrando a chamada "genética médica". Posteriormente, o conhecimento acerca das interações entre os genes e os fatores reguladores[5], os RNAs de interferência (microRNA e *small interfering RNA)*[6] e o entendimento de outros fenômenos como o *spicling* alternativo[7] e a possível interferência de caracteres fenotípicos (epigenética)[8] auxiliaram no surgimento da "medicina genômica".

Como resultado destas descobertas houve a proposta de incorporação de testes genômicos na prática clínica, gerando discussões acerca do real benefício clínico dessa de forma rotineira. As maiores críticas são devidas ao alto custo de realização dos testes e o baixo nível de evidência. De qualquer maneira, a medicina genômica contribuiu sobremaneira para o entendimento de certas afecções cardíacas e no tratamento personalizado.

A utilização de biomarcadores genéticos permite determinar a suscetibilidade antes que a doença se manifeste. Um exemplo disso seria a evolução da doença aterosclerótica que pode estar presente por décadas antes que ocorra a ruptura da placa de ateroma e incorra em infarto do miocárdio, ou seja, o evento manifesto. Se utilizarmos métodos de imagem, até podemos caracterizar a doença em estágios mais precoces, quando ainda não se manifestou. Porém, os biomarcadores genéticos possuem o potencial de apontar se o indivíduo é predisposto a desenvolver aterosclerose ou não, embora não seja capaz de precisar em que momento isso acontecerá[9] (Fig. 7.1).

Paralelamente ao campo da medicina genômica, o desenvolvimento da medicina regenerativa, que consiste na utilização de células e de fatores de proliferação e diferenciação celular para reparar tecidos lesados, incrementou as perspectivas da aplicação de células-tronco indiferenciadas no tratamento da insuficiência ventricular grave, mormente de etiologia isquêmica[10,11].

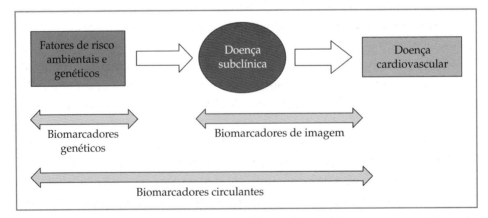

Figura 7.1 – Progressão dos fatores de risco para doença cardiovascular manifesta mostrando os estágios circulantes, genéticos e de imagem, que são mais informativos.

CONTROLE DA EXPRESSÃO GÊNICA

A definição de gene e sua regulação é uma questão aparentemente simples. Porém torna-se mais complexa à luz de conhecimentos adquiridos recentemente e pesquisas em andamento, que extrapolam o ambiente acadêmico e alcançam a magnitude da prevenção, do diagnóstico e tratamento de doenças cardiovasculares.

Tradicionalmente, o gene era definido como a unidade fundamental da hereditariedade. Após a identificação do DNA e a consolidação do dogma central da biologia molecular (DNA → RNA → proteína), o gene passou a ser reconhecido como o precursor direto de todas as proteínas geradas. Mas, com a descoberta de novas classes de RNA, a definição tradicional de gene tem sido revista. O conceito atual sobre interação gênica leva em consideração uma rede interligada em que qualquer passo entre a expressão gênica advinda da transcrição DNA-RNA e da produção de uma proteína pode ser modulado por fatores pré e pós-taducionais, ou seja, um mesmo gene é capaz de transcrever várias proteínas diferentes, dependendo do contexto celular[12]. Um dos processos que contribuem para este controle é chamado de *splicing* alternativo, em que várias combinações de éxons (parte codificante de DNA ou do pré-mRNA) podem ser truncadas ou completamente omitidas durante a transcrição, possibilitando várias combinações diferentes de éxons resultantes, ou seja, proteínas[13] – (Fig. 7.2). Outra maneira pela qual a mesma sequência de DNA pode transcrever diferentes proteínas é por meio da ação dos RNAs de interferência (micro-RNA e *small interference* RNA – siRNA) que são moléculas de RNA complementares a RNAs mensageiros que inibem a expressão gênica na fase de tradução ou dificulta a transcrição de genes específicos[6]. Além desses mecanismos, há grande diversidade de sequências regulatórias no DNA, como os transpósons, que podem estar locadas no interior ou distante do gene promotor[14], e até mesmo a própria estrutura tridimensional da molécula de DNA pode afetar a expressão gênica[15].

CONCEITO DE VARIAÇÃO GENÔMICA

Os humanos possuem mínima variação na sequência de DNA, com diferenças na sequência de bases nitrogenadas de apenas 0,4% entre indivíduos diferentes. Porém, se considerarmos a imensidão do genoma humano

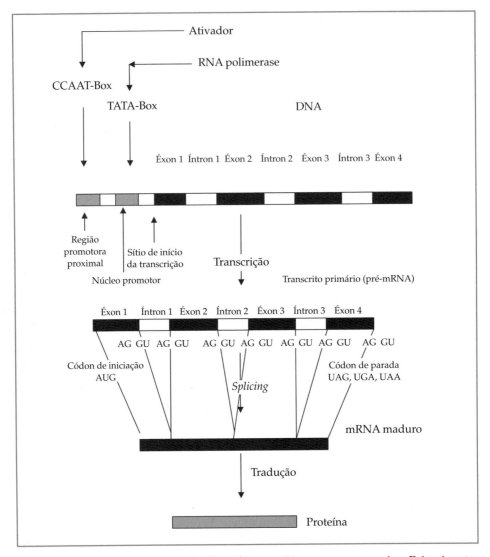

Figura 7.2 – Processo de conversão do código genético em uma proteína. Primeira etapa: formação do pré-RNA ou primeiro transcrito. Segunda etapa: formação do RNAm maduro. Terceira etapa: tradução.

(aproximadamente seis bilhões de pares de bases em cada célula somática nucleada), espera-se que haja diferenças genéticas significativas entre dois indivíduos (algo ente 24 milhões de pares de bases)[16].

As diferenças encontradas no genoma podem ser divididas em três fenômenos específicos: trocas simples de bases nitrogenadas (ou mutações pontuais) podendo ou não alterar a estrutura da proteína transcrita; inserção e deleção de nucleotídeos e rearranjo estrutural, em que um fragmento do cromossomo pode translocar-se para o outro[5].

Embora o conhecimento sobre os mecanismos descritos de variação gênica não tenha apresentado mudanças nos últimos anos, o entendimento do impacto dessas alterações evoluiu grandemente. O projeto HapMap (http://www.hapmap.org), finalizado em 2005, promoveu um mapa genômico completo dos polimorfismos genéticos (*single-nucleotide-polymorfism*) ou SNPs em populações de diversas origens étnicas. Esse projeto demonstrou que os SNPs são comuns e que estão presentes em todo o genoma humano, em média a cada 800 pares de bases. O polimorfismo genético diferencia-se da mutação genética por apresentar frequência > 1% da população e suas variações não causam doença potencialmente letal[13].

Mutações deletérias que ocorrem em células germinativas serão transmitidas, inexoravelmente, a todas as células do organismo que virá a se desenvolver a partir dessa. Essas mutações também são conhecidas por alterações mendelianas, pois a transmissão hereditária obedece às leis de Mendel. Diferentemente dos SNPs, são heranças monogênicas, ou seja, causadas por alterações em um único gene[13].

DOENÇAS CARDÍACAS GERADAS POR HERANÇA MONOGÊNICA

MIOCARDIOPATIA HIPERTRÓFICA

Foi a primeira doença cardíaca de base genética identificada. É uma alteração comum, com prevalência estimada em 1 a cada 500 indivíduos nos Estados Unidos, e permanece como a causa mais comum de morte súbita em jovens. Portadores dessa afecção apresentam história familial positiva em aproximadamente 60% dos casos, com alguns casos provavelmente não reconhecidos, embora possa haver, esporadicamente, novas mutações em curso. É caracterizada por hipertrofia do ventrículo esquerdo e desarranjo estrutural e fibrose do miocárdio. É tipicamente autossômica dominante e considerada uma doença dos sarcômeros com base na classificação genética[17]. A despeito da alta prevalência dessa doença, a taxa de mortalidade anual permanece baixa, tornando a identificação dos indivíduos sob risco de morte súbita um desafio.

Numerosas mutações foram identificadas em 20 genes relacionados ao sarcômero e aos miofilamentos[18] (Quadro 7.1).

Quadro 7.1 – Genes frequentemente associados à miocardiopatia hipertrófica[18].

Genes	Proteínas
MYH7	Cadeia pesada de β-miosina
MYH6	Cadeia pesada de α-miosina
MYBPC3	Proteína C ligadora de miosina cardíaca
TNNT2	Troponina T cardíaca
TNNT3	Troponina I cardíaca
TNNC1	Troponina C cardíaca
TPM1	α-Tropomiosina
MYL3	Cadeia leve essencial de miosina
MYL2	Cadeia leve regulatória de miosina
ACTC	Actina α-cardíaca
TTN	Titina
LBD3	Proteína LIM dominante 3
CSRP3	Proteína LIM muscular
TCAP	Teletonina
VCL	Vinculina/metavinculina
ACTN2	α-Actina 2
MYOZ2	Miozenina 2
JPH2	Junctofilina-2
PLN	Fosfolambana

O diagnóstico da miocardiopatia hipertrófica (MCH) é relativamente simples: por meio do achado de hipertrofia septal assimétrica à ecocardiografia ou pela tomografia computadorizada ou até ressonância cardíaca. Embora o diagnóstico seja facilmente determinado, existem condições que podem assemelhar-se ao padrão MCH, como o coração de atleta e a estenose aórtica, e é importante que essas condições sejam reconhecidas[18].

Embora a identificação de uma mutação em um gene associado à MCH possa agregar informação para a confirmação diagnóstica, um teste negativo não exclui o diagnóstico em atletas, dada a baixa sensibilidade de tais exames. Uma nova modalidade de diagnóstico está em desenvolvimento e deverá auxiliar na identificação de atletas com MCH[19].

Na presença de história familial de MCH, qualquer sinal de hipertrofia ventricular esquerda deve ser muito bem avaliado e o diagnóstico de MCH confirmado, a menos que haja outro diagnóstico que seja inequívoco. Mesmo em indivíduos que partilham a mesma alteração genética, pode haver diferenças quanto a grau de hipertrofia septal, alterações hemodinâmicas geradas por gradiente em via de saída de ventrículo esquerdo e arritmias com risco de morte súbita, embora membros de uma mesma família possam compartilhar as mesmas condições relatadas[20].

Os testes genéticos feitos rotineiramente fazem o rastreio de oito mutações mais frequentemente causadoras da MCH. A maioria das mutações ocorre em apenas dois genes: MYH7 e MYBPC3, que codificam a β-miosina de cadeia pesada e a proteína de ligação miosina-C, respectivamente. Mutações nos genes que codificam a troponina T (TNNT2), troponina I (TNNI3), miosina de cadeia leve essencial (MYL3), miosina de cadeia leve regulatória (MYL2), α-tropomiosina (TPM1) e actina cardíaca (ACTC) são menos frequentemente encontradas nos portadores de MCH[20]. Infelizmente, a sensibilidade desses testes é menor que 70%. Em pacientes com hipertrofia ventricular esquerda sem causa aparente, somente 50% possuem alguma mutação em genes relacionados ao sarcômero[21].

Conforme as mutações envolvidas na MCH vão sendo descobertas, pesquisas avançam para determinar quais dessas podem indicar padrões de gravidade de doença. Um estudo encontrou associação entre morte súbita e presença de mutação envolvendo a troponina T, mesmo em pacientes com pequenos aumentos da espessura septal[22]. Olivotto et al. avaliaram, de forma prospectiva, um grande número de indivíduos com MCH e encontraram relação entre eventos combinados de óbito, acidente vascular cerebral e insuficiência cardíaca com a presença de mutações de genes que codificam miofilamentos proteicos presentes no miocárdio[23]. Outras pesquisas, entretanto, demonstraram que a presença da mutação envolvendo a miosina ligada à proteína C se associava com benignidade[24,25].

O fenótipo de portadores de MCH pode ser modificado por outros genes reguladores não relacionados diretamente ao sarcômero, ou até por fatores ambientais. Como exemplo, podemos citar a descoberta de aumento da expressão da enzima conversora da angiotensina (ECA) em pacientes com genótipo DD determinando maior hipertrofia septal e incidência de morte súbita nessa população[26,27] e a influência de exercícios físicos atuando favoravelmente em pacientes com MCH[28].

Contudo, a pouca disponibilidade dos testes genéticos, que somente são feitos em grandes centros especializados, e a baixa possibilidade de estabelecer com segurança o prognóstico de portadores de MCH são exceção em nosso meio. De qualquer maneira, a história familial, quando presente, permanece como ferramenta mais importante de decisão clínica na prevenção de morte súbita[20] (Quadro 7.2).

Quadro 7.2 – Fatores associados ao pior prognóstico de miocardiopatia hipertrófica[20].

Mutação	MYH7 – R403Q, R453C, R719W, TNNT2 – R92Q, ΔE160
Background genético	Homozigose de componente heterozigótico Polimorfismo ACE – DD variante
Clínicos	História familial de morte súbita Síncope Sinais e sintomas de insuficiência cardíaca Anormalidades elétricas – arritmia ventricular
Morfológicos	Parede do ventrículo esquerdo superior a 20mm Obstrução de saída do fluxo do ventrículo esquerdo

DISPLASIA ARRITMOGÊNICA DO VENTRÍCULO DIREITO

A displasia arritmogênica do ventrículo direito (DAVD) é uma doença conhecida por produzir morte súbita. Possui prevalência de 1 para cada 5.000 e predileção para homens da 2ª à 4ª décadas de vida. A DAVD é uma alteração autossômica dominante caracterizada por substituição das fibras musculares do ventrículo direito ou, mais raramente, do ventrículo esquerdo por tecido fibrogorduroso e pode apresentar-se clinicamente como palpitações, síncope, insuficiência cardíaca ou mesmo morte súbita que, muitas vezes, pode ser a única manifestação da DAVD. O diagnóstico é estabelecido por critérios baseados em alterações estruturais (observadas na ressonância magnética), no desarranjo tecidual obtido por biópsia, alterações eletrocardiográficas, presença de arritmias sugestivas e na história familial[29].

As principais mutações genéticas relacionados à DAVD fazem-se presentes nos componentes dos desmossomos (Quadro 7.3), resultando em proteínas deficientes e prejudicando a adesão célula-célula, culminando com morte celular acompanhada por resposta inflamatória. Como a capacidade de regeneração miocárdica é limitada, ocorre a substituição de tecido miocárdico por componente fibrogorduroso[29].

Outros duas mutações relacionadas à DAVD (extradesmossômicas) ocorrem no gene do receptor cardíaco da rianodina (RyR2) e no gene do fator de crescimento TGF-β3. A primeira ocasiona uma entidade distinta de cardiopatia denominada DAVD tipo 2, caracterizada por taquicardia polimórfica e morte súbita em jovens[30]. A segunda pode modular a expressão de genes relacionados ao desmossomo alterando sua função e ser implicada na via final comum do desenvolvimento da DAVD[31].

Quadro 7.3 – Resumo dos genes de desmossomos implicados na DAVD[29].

Gene (símbolo locus)	Éxon (n) Tamanho da transcrição (kb)	Modo de herança	Número de mutações descrito	Tipo de mutações descrito	Fenótipo associado
Plakoglobin (JUP) 17q21	14-2,4	AR	1	Deleção	Doenças relacionadas
Desmoplation (DSP) 6P24	24-8,9	AD AR	> 10 3	Vários *Missense* *Nonsense* Deleção	ARVC ARVC, alterações de pele, cabelo lanoso ARVC alterações de pele, cabelo lanoso Síndrome de Carvajal
Plakophilin (PKP)-2 12p11	14-2,6	AD AR	> 50 1	Vários Doença de *Cryptic splice site*	ARVC ARVC
Desmoglein (DSG)-2 18q12	15-3,4	AD	> 20	Vários	ARVC
Desmocolin (DSC)-2 18q12	17-3,1	AD	3	Deleção, inserção, *splice site*	ARVC

AD = autossômica dominante; AR = autossômica recessiva; ARVC/C = displasia ventricular direita arritmogênica/miocardiopatia.

A sensibilidade dos testes genéticos para portadores de DAVD é de 40%. Porém, esse número pode estar subestimado pela inconsistência de dados publicados, que não testaram mutações relevantes como da desmogleína-2 ou por casuística insuficiente. Certamente, a identificação de mutações nos genes mencionados possui valor para o rastreio de famílias suscetíveis, contribuindo também para o aconselhamento genético devido ao risco de a transmissão para a prole ser de até 50% nos portadores das mutações. Esses indivíduos podem ser seguidos de maneira ostensiva à procura de sinais que alertem para a ocorrência de eventos súbitos e, com isso, instituir prevenção com cardiodesfibrilador implantável[29].

SÍNDROME DE MARFAN

A síndrome de Marfan é outro exemplo de doença que acomete o sistema cardiovascular e que possui herança mendeliana, cujo impacto da genética e história familial têm sido cada vez mais reconhecidos. Essa síndrome ocorre em 1 a cada 3.000 a 5.000 indivíduos[32]. É de herança autossômica dominante e causada por uma mutação do gene da fibrilina-1 (Fbn-1), que codifica as proteínas fibrilares da matriz extracelular, componente do tecido conjuntivo[33]. A fibrilina-1 participa da sinalização tecidual do fator de crescimento beta (TGF-β). Mutações do TGF-β foram identificadas em pacientes que exibiam fenótipo semelhante ao da síndrome de Marfan, mas na ausência de mutações do gene da fibrilina-1[34].

A síndrome de Marfan acomete múltiplos órgãos e sistemas e suas manifestações podem ser observadas por meio do crescimento linear e exagerado de quirodáctilos (aracnodactilia), de pernas e braços, pela caracterização do *pectus excavatum*, através da presença de escoliose e anomalias craniofaciais. Deslocamento do cristalino (*ectopia lentis*) e miopia grave também podem acompanhar a síndrome. As manifestações cardiovasculares incluem dilatação progressiva e aneurismas de raiz de aorta e aorta ascendente, insuficiência aórtica secundária, dissecção ou ruptura aórtica, assim como prolapso mitral com insuficiência cardíaca[18].

O grande desafio no seguimento de portadores da síndrome de Marfan é detectar os pacientes com dilatação de aorta ascendente candidatos à correção cirúrgica. Embora a dilatação maior que 5cm na raiz da aorta indique tratamento cirúrgico, essa indicação pode variar conforme o fenótipo e a história familial. Mesmo um diâmetro aórtico < 5cm pode conferir risco de dissecção e/ou ruptura em indivíduos com história familial de dissecção em idade jovem ou de rápida evolução na dilatação no seguimento anual ($\geq$ 5mm por ano)[18].

Embora a identificação da mutação tinha contribuído para a elucidação dos mecanismos envolvidos na síndrome, os testes genéticos isoladamente são insuficientes para estabelecer o diagnóstico. A sensibilidade do teste não ultrapassa os 90% e sua especificidade é baixa, pois outras doenças do tecido conjuntivo podem apresentar o mesmo perfil de mutação (exemplo, *ectopia lentis* familial)[35]. Os critérios diagnósticos de Ghent encontram-se no quadros 7.4 e 7.5.

VALIDAÇÃO DOS TESTES GENÉTICOS NA PRÁTICA CLÍNICA

Em contraste com o grande entusiasmo que a descoberta de novos genes relacionados às doenças cardíacas proporcionou, sua assimilação na práti-

Quadro 7.4 – Critérios de Ghent revisados para o diagnóstico da síndrome de Marfan.

Sem história familial	Com história familial
• Dissecção aórtica ou escore Z ≥ 2 + *ectopia lentis* • Dissecção aórtica ou escore Z ≥ 2 + FBN1 mutações • Dissecção aórtica ou escore Z ≥ 2 + escore sistêmico ≥ 7 pontos* • *Ectopia lentis* + FBN1 mutações com envolvimento aórtico conhecido	• Dissecção aórtica ou escore Z ≥ 2 em adultos e ≥ 3 em crianças • *Ectopia lentis* • Escore sistêmico ≥ 7 pontos

*Sem sinais discriminatórios das síndromes: Loyes-Dietz, Ehlers-Danlos e Shprintzen-Goldberg.

Quadro 7.5 – Sistema de pontuação para características da síndrome de Marfan[35].

- Sinal de pulso e do polegar: 3 pontos
  (pulso ou polegar: 1 ponto)
- Deformidade "em peito de pombo": 2 pontos
  (peito escavado ou assimetria torácica: 1 ponto)
- Deformidade dos pés: 2 pontos
  (pés planos: 1 ponto)
- Pneumotórax: 2 pontos
- Ectasia dura: 2 pontos
- Acetábulo protruso: 2 pontos
- Redução do segmento superior/inferior e aumento do braço/altura e escoliose grave: 1 ponto
- Cifose ou escoliose toracolombar: 1 ponto
- Redução da extensão do cotovelo: 1 ponto
- Alterações de face (3/5) (dolicocefalia, enoftalmo, fissura e queda palpebral, hipoplasia malar, retrognatia): 1 ponto
- Estria: 1 ponto
- Miopia > 3 dioptria: 1 ponto
- Prolapso da valva mitral (todos os tipos): 1 ponto

ca clínica tornou-se um processo lento e gradual. Os motivos são o alto custo, a pouca acessibilidade em termos de saúde pública e as discussões acerca da sua real utilidade no diagnóstico e tratamento, de maneira rotineira. Nesse sentido, Priori e Napolitano[36] propuseram um sistema de pontuação para determinar a aplicabilidade clínica das genotipagens nas doenças com herança mendeliana (Quadro 7.6). De acordo com este estudo, os testes genéticos somente são indicados nas doenças que alcancem um escore ≥ 3, que inclui a miocardiopatia hipertrófica, a síndrome do QT longo, a miocardiopatia dilatada associada a distúrbios de condução e ta-

Quadro 7.6 – Critérios de Priori e Napolitano para definir a aplicabilidade prática dos testes genéticos[36].

Critério	Pontos
Aspectos técnicos	
Porcentagem de pacientes genotipados	
≥ 50	3
30 a 49	2
10 a 29	1
Desconhecido ou < 10	0
Tamanho da região do genoma (kb)	
≤ 1	1
> 1 a 3	0
> 3 a 8	−0,5
> 8 a 13	−1
> 13	−1,5
Aspectos clínicos	
Diagnóstico pré-sintomático clinicamente relevante	0,5
Identificação de portadores silenciosos	0,5
Resultados influenciados pela estratificação de riscos	0,5
Resultados influenciados pela terapia/estilo de vida	0,5
Aconselhamento reprodutivo é clinicamente justificado	0,5

quicardia catecolaminérgica familial. Nas doenças que atinjam pontuação de 1 a 3, como a síndrome de Brugada e a displasia arritmogênica do ventrículo direito por exemplo, a realização de testes genéticos não seria de grande valia.

DOENÇAS COM HERANÇA POLIGÊNICA

O advento das ciências genômicas e o mapeamento do genoma humano impulsionaram a busca por marcadores genéticos que pudessem estar associados às afecções cardiovasculares. Novas abordagens, incluindo os métodos de sequenciamento e os genes *chips*, estão rapidamente substituindo as técnicas tradicionais baseadas na reação de PCR (*polimerase chain reaction*) no estudo das variações genéticas.

Os *chips* consistem em uma superfície sólida aderida à matriz contendo até 1 milhão de sequências específicas de oligonucleotídeos altamente organizadas chamadas de *microarray*. Esta tecnologia consiste em obter uma amostra de DNA do paciente, fragmentá-la e aplicar uma substância fluorescente para posterior incubação no *chip* de silicone. Os fragmentos ligam-se aos oligonucleotídeos que produzem a sequência complementar e emitem um padrão de fluorescência específico. A sensibilidade e a especificidade analítica são maiores que 99,5%[16,37].

Com a utilização dos *chips*, iniciaram-se os estudos do transcriptoma, ou seja, do conteúdo diferencial dos transcritos (RNA mensageiro), justamente pela possibilidade de se estudar várias sequências simultaneamente. A análise da expressão gênica demonstra ter grande potencial no entendimento da suscetibilidade individual à ocorrência e de certas doenças como o *diabetes mellitus* tipo 2[38] e a hipertensão arterial sistêmica[39] e elucidar a gênese das variabilidades individuais na agregação plaquetária, por exemplo[40].

A tecnologia do *microarray* permitiu o surgimento dos estudos de genoma total (*Genome Wide Studies* – GWAs). Os estudos de genoma total para ensaio de polimorfismos genéticos revolucionaram a pesquisa sobre influência genética nas doenças de herança poligênica, pois permitem analisar mais de 1 milhão de SNPs de uma só vez e associá-los a doenças utilizando metodologias estatísticas específicas. Porém a grande quantidade de informação gerada e a necessidade de se analisar grande número de pacientes para se estabelecer uma associação significativa apresentam-se como limitações desses estudos[41]. Uma importante e recente contribuição dos GWAs para a cardiologia foi a descoberta da associação entre SNPs localizados no gene 9p21 e o desenvolvimento de doença arterial coronariana, enfatizando a estreita relação dessa doença com a expressão de citocinas inflamatórias[42].

A incorporação desta tecnologia permitiu evoluções não somente no diagnóstico, mas também na chamada terapêutica individualizada. Neste contexto, a farmacogenômica surgiu como perspectiva para diminuir os efeitos indesejáveis causados por fármacos em níveis séricos inadequados.

Reações adversas graves a medicamentos têm sido o motivo para 7% de todas as causas de hospitalização e 100.000 mortes anualmente nos Estados Unidos. Entre as potenciais causas para a ocorrência de reação adversa a medicamento encontram-se variantes genéticas que codificam determinadas enzimas, receptores ou outras proteínas relacionadas à farmacocinética e à farmacodinâmica do medicamento, fazendo com que a mesma dose administrada possa produzir efeitos diversos nos diferentes indivíduos. Os exemplos mais citados na literatura são o anticoagulante warfarina e o antiplaquetário clopidogrel[43].

A warfarina possui metabolismo predominantemente via citocromo P-450, mais precisamente a isoforma CYP2C9, e pela enzima chamada vitamina K epoxidorredutase (VKORC1). Foi demonstrado que alterações polimórficas em genes que codificam essas duas enzimas podem alterar a farmacocinética e farmacodinâmica da warfarina, aumentando o risco de trombose ou sangramento em até 30%[44]. O clopidogrel é uma pró-droga que necessita ser transformada em seu metabólito ativo no fígado. Várias enzimas participam desse processo, porém a isoforma CYP2C19 mostrou ser a mais importante. A presença de determinados SNPs que codificam essa enzima mostrou ter relação com lentificação da conversão da pró-droga em seu metabólito ativo, demonstrado por meio de testes de agregação plaquetária. A importância deste evento foi demonstrada em estudos que mostraram maiores taxas de eventos trombóticos pós-intervenção percutânea com implante de *stent* em portadores das alterações polimórficas desse gene, caracterizando a "resistência" ao clopidogrel[37].

CONCLUSÃO

O sequenciamento do genoma humano representou uma verdadeira explosão na geração de conhecimento sobre potenciais biomarcadores em cardiologia. Os dos estudos de associação GWAS mostraram grande poder em identificar associação entre muitos SNPs e doenças conhecidas. Porém o embasamento funcional dos achados assim como seu papel na terapêutica devem ser elucidados. Ainda se tem muito a aprender a respeito das variações intrônicas e de regiões intergênicas (onde se encontra a maioria dos SNPs de valor associativo) e quais influências exercem na expressão gênica e no produto proteico para o fenótipo das doenças.

TERAPIA CELULAR EM CARDIOLOGIA

Até recentemente, a terapia com células-tronco hematopoiéticas era restrita ao tratamento de doenças hematológicas e oncológicas a pacientes com doenças graves e portadores de doenças hereditárias e autoimunes sem opções de cura. Com os novos conhecimentos sobre a plasticidade das células-tronco e os experimentos que demonstravam sua transdiferenciação, afecções não hematológicas passaram a ser alvo da terapia celular[45].

O conceito de coração como um órgão totalmente diferenciado e incapaz de originar novas células miocárdicas mortas foi aceito durante longo período pelas comunidades médica e científica. De acordo com tal teoria, a fibra miocárdica poderia desenvolver hipertrofia fisiológica ou patológica, sem, no entanto, ter capacidade de regeneração. Recentemente surgiram evidências de que uma pequena população de miócitos seria capaz de regressar ao ciclo celular e replicar-se de forma correta, contrariando a teoria passada. O objetivo do implante de células-tronco no tecido miocárdico é reduzir o remodelamento e a dilatação ventricular por meio da restauração da matriz extracelular e melhorar a contratilidade miocárdica[46].

Estudos experimentais sugeriram que células progenitoras derivadas do sangue ou medula óssea (células-tronco) poderiam contribuir para a regeneração do miocárdio infartado e para a melhora da neovascularização da área sob isquemia[10]. A célula-tronco é um célula indiferenciada, capaz de proliferar e diferenciar-se, originando outras células com capacidade funcional normal. Estas células estão presentes em alguns tecidos do corpo humano como fígado, pâncreas, tecido musculoesquelético, medula óssea, tecido adiposo e sistema nervoso, entre outros, e possuem capacidade limitada de regeneração após lesão. Inicialmente, acreditava-se que essas células poderiam diferenciar-se somente nos tecidos em que residiam. Posteriormente, observou-se que as células-tronco poderiam transdiferenciar-se em células maduras diferentes do tecido de origem em resposta a certos estímulos[47].

Sabendo-se que as células-tronco podem ser obtidas de diversos tecidos, questiona-se qual o melhor local de sua extração para serem implantadas no tecido miocárdico. As células-tronco embionárias apresentam a desvantagem de serem mais imunogênicas, oferecendo mais risco de arritmias e mais difíceis de serem obtidas. Em razão da sua alta plasticidade, as células-tronco embrionárias possuem a tendência de imitarem tanto o ambiente fisiológico como o patológico e podem, se injetadas na área de miocárdio infartado, adquirir características de um tecido cicatricial fibroso em vez de cardiomiócitos[46] (Quadro 7.7).

As células-tronco mesenquimais obtidas da medula óssea são de fácil extração, embora obtidas em pequeno número. Possuem alto potencial de expansão e reparação, além de produzirem baixa imunogenicidade. Já as células progenitoras endoteliais circulantes produzem citocinas angiogênicas gerando neovascularização[48].

Quadro 7.7 – Vias de administração e métodos de implante de células-tronco no miocárdio[46,49].

Modo de administração	Comparação entre os diferentes métodos de implante	
	Vantagens	**Desvantagens**
Injeção periférica por via intravenosa	Fácil realização Baixo risco	Requer processo inflamatório do miocárdio Células são perdidas com a passagem pelo pulmão
Injeção intracoronariana	Permite infusões em regiões predeterminadas Pouco invasiva	Requer inflamação do tecido miocárdico Risco de embolias Células-tronco previamente coletadas e concentradas
Injeção intramiocárdica	Permite infusões em regiões predeterminadas Pode ser usada em conjunto com outros procedimentos (revascularização miocárdica)	Atua em regiões limitadas do miocárdio Potencial arritmogênico Via transepicárdica necessita de toracotomia

Outras populações de células que têm-se tornado alvo interessante em estudos pré-clínicos em decorrência da sua limitada plasticidade são as células-tronco tecidorresidentes. Os exemplos são: cardiomiócitos, fibroblastos, mioblastos e tecido adiposo[48].

Os resultados clínicos do implante de células-tronco em pacientes pós-infarto do miocárdio foram avaliados pelo estudo randomizado, duplo-cego, REPAIR-AMI (*Reinfusion of Enriched Progenitor Cells and Infarct Remodeling in Acute Myocardial Infarction*). Apesar de esse estudo não ter evidenciado benefício nos desfechos clínicos propostos (óbito, infarto do miocárdio e novo procedimento de revascularização), houve melhora da fração de ejeção (FE) e redução do volume diastólico final do ventrículo esquerdo no grupo terapia celular, particularmente nos pacientes que receberam a terapia e tinham menor FE basal. Vale salientar também que o benefício deu-se naqueles que receberam o tratamento tardio, ou seja, do quarto ao oitavo dias pós-infarto[50].

Em outro estudo mais recente, chamado BALANCE (*Clinical Benefit and Long-Term Outcome After Intracoronary Autologous Bone Marow Cell Transplantation in Patients with Myocardial Infarction*), encontrou-se melhora na situação hemodinâmica, na geometria ventricular e na contratilidade 60 dias após implante de células-tronco derivadas de medula óssea. Houve também melhora na capacidade aeróbica e redução dos índices de arritmogênicos, embora tenha sido um estudo não randomizado[51].

Os benefícios da terapia celular pós-infarto do miocárdio foram avaliados em metanálise com 517 pacientes oriundos de seis estudos randomizados, demonstrando discreto aumento de FE – 2,53%, intervalo de confiança de 95% (IC 95%): 0.67-4,39; p = 0,008 – entre três e seis meses de seguimento[52] (Fig. 7.3).

A fixação e a diferenciação das células-tronco no miocárdio requerem produção de fatores quimiotáticos. Sendo a cardiopatia chagásica crônica uma doença que cursa com reação inflamatória persistente, com elevada produção de citocinas, espera-se bons resultados dessa terapêutica[53].

Vilas-Boas et al. avaliaram os benefícios do implante de células-tronco mioblásticas na cardiopatia chagásica crônica. Após tratarem 28 pacientes encontraram melhora de 17% na FE ao final de 60 dias sem ocorrência de arritmias[54].

A habilidade das células-tronco de se diferenciarem e se multiplicarem por mitoses em cardiomiócito chama-se transdiferenciação[55]. Porém a real ocorrência desse fenômeno tem sido questionada e os benefícios dessa terapia devem estar reservados aos efeitos parácrinos, ou seja, substâncias angiogênicas e citocinas antiapoptóticas secretadas localmente[56].

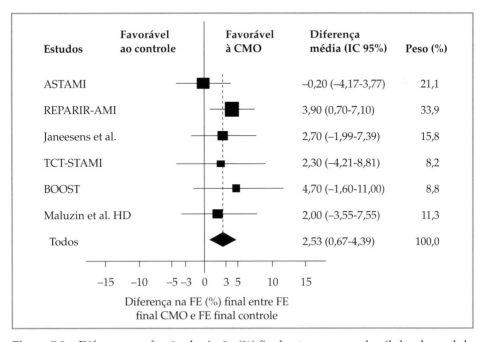

Figura 7.3 – Diferença na fração de ejeção (%) final entre o grupo de células da medula óssea e o grupo controle. Peso = importância porcentual de cada estudo com base na sua representatividade estatística. CMO = células da medula óssea; FE = fração de ejeção; IC 95% = intervalo de confiança de 95%[46,52].

REFERÊNCIAS BIBLIOGRÁFICAS

1. Zaha A, Ferreira HB, Passaglia LMP, et al. Biologia molecular básica. 3ª ed. Porto Alegre: Mercado Aberto; 2003. p. 13-35.
2. Pinho MSL. Pesquisa em biologia molecular: como fazer? Rev Bras Coloproct 2006;26(3):331-6.
3. Guttmacher AE, Collins FS. Genomic medicine – a primer. N Engl J Med 2002;347:1512-20.
4. Collins FS, Morgan M, Patrinos A. The human genome project: lessons from large-scale biology. Science 2003;300(5617):286-90.
5. Davidson EH, Levine MS. Properties of developmental gene regulatory networks. Proc Natl Acad Sci USA 2008;105(51):20063-6.
6. Carthew RW, Sontheimer EJ. Origins and mechanisms of miRNAs and siRNAs. Cell 2009;136(4):642-55.
7. Pan Q, Shai O, Lee LJ, Frey BJ, Blencowe BJ. Deep surveying of alternative splicing complexity in the human transcriptome by high-throughput sequencing. Nat Genet 2008;40(12):1413-5.
8. Bird A. Perceptions of epigenetics. Nature 2007;447(7143):396-8.
9. Wang TJ. Assessing the role of circulating, genetic, and imaging biomarkers in cardiovascular risk prediction. Circulation 2011;123(5):551-65.
10. Assmus B, Schächinger V, Teupe C, et al. Transplantation of Progenitor Cells and Regeneration Enhancement in Acute Myocardial Infarction (TOPCARE-AMI). Circulation 2002;106:3009-17.
11. Mansour S, Vanderheyden M, De Bruyne B, Vandekerckhove B, Delrue L, Van Haute I, et al. Intracoronary delivery of hematopoietic bone marrow stem cells and luminal loss of the infarct-related artery in patients with recent myocardial infarction. J Am Coll Cardiol 2006;47(8):1727-30.
12. Rheinberger HJ. Gene concepts: fragments from the perspective of molecular biology In: Beurton P, Falkan R, Rheinberger HJ (eds). The concept of the gene in development and evolution: historical and epistemological perspectives. Cambridge, United Kingdom: Cambridge University Press; 2000. p. 219-39.
13. Monçores MW, Pereira SB, Gouvea LSF, et al. Medicina individualizada aplicada à cardiologia. Rev SOCERJ 2008;21(3):184-93.
14. Birney E, Stamatoyannopoulus JA, Dutta A, et al. Identification and analysis of functional elements in 1% of the human genome by the ENCODE pilot project. Nature 2007;447:799-816.
15. Parker SC, Hansen L, Abaan HO, Tullius TD, Margulies EH. Local DNA topography correlates with functional noncoding regions of the human genome. Science 2009;324:389-92.
16. Feero WG, Guttmacher AE, Collins FS. Genomic medicine--an updated primer. N Engl J Med 2010;362(21):2001-11.
17. Seidman JG, Seidman C. The genetic basis for cardiomyopathy: from mutation identification to mechanistic paradigms. Cell 2001;104:557-67.
18. Kim L, Devereux RB, Basson CT. Impact of genetic insights into mendelian disease on cardiovascular clinical practice. Circulation 2011;123(5):544-50.
19. Pelliccia A, Fagard R, Bjørnstad HH, et al. Study Group of Sports Cardiology of the Working Group of Cardiac Rehabilitation and Exercise Physiology; Working Group of Myocardial and Pericardial Diseases of the European Society of Cardiology. Recommendations for competitive sports participation in athletes with cardiovascular disease:

a consensus document from the European Society of Cardiology. Eur Heart J 2005;26:1422-55.
20. Alcalai R, Seidman JG, Seidman CE. Genetic basis of hypertrophic cardiomyopathy: from bench to the clinics. J Cardiovasc Electrophysiol 2008;19(1):104-10.
21. Van Driest SL, Ommen SR, Tajik AJ, Gersh BJ, Ackerman MJ. Yield of genetic testing in hypertrophic cardiomyopathy. Mayo Clin Proc 2005;80:739-44.
22. Moolman JC, Corfield VA, Posen B, Ngumbela K, Seidman C, Brink PA, Watkins H. Sudden death due to troponin T mutations. J Am Coll Cardiol 1997;29:549-55.
23. Olivotto I, Girolami F, Ackerman MJ, Nistri S, Bos JM, Zachara E, et al. Myofilament protein gene mutation screening and outcome of patients with hypertrophic cardiomyopathy. Mayo Clin Proc 2008;83:626-7.
24. Charron P, Dubourg O, Desnos M, Isnard R, Hagege A, Bonne G, et al. Genotype-phenotype correlations in familial hypertrophic cardiomyopathy: a comparison between mutations in the cardiac protein C and the beta-myosin heavy chain genes. Eur Heart J 1998;19:139-45.
25. Niimura H, Bachinski LL, Sangwatanaroj S, Watkins H, Chudley AE, McKenna W, et al. Mutations in the gene for cardiac myosin-binding protein C and late-onset familial hypertrophic cardiomyopathy. N Engl J Med 1998;338:1248-57.
26. Marian AJ, Yu QT, Workman R, Greve G, Roberts R: Angiotensin converting enzyme polymorphism in hypertrophic cardiomyopathy and sudden cardiac death. Lancet 1993;342:1085-6.
27. Lechin M, Quinones MA, Omran A, Hill R, Yu QT, Rakowski H, et al. Angiotensin-I converting enzyme genotypes and left ventricular hypertrophy in patients with hypertrophic cardiomyopathy. Circulation 1995;92:1808-12.
28. Pelliccia A, Corrado D, Bjornstad HH, Panhuyzen-Goedkoop N, Urhausen A, Carre F, et al. Recommendations for participation in competitive sport and leisuretime physical activity in individuals with cardiomyopathies, myocarditis and pericarditis. Eur J Cardiovasc Prev Rehabil 2006;13:876-85.
29. Sen-Chowdhry S, Syrris P, McKenna WJ. Role of genetic analysis in the management of patients with arrhythmogenic right ventricular dysplasia/cardiomyopathy. J Am Coll Cardiol 2007;50:1813-21.
30. Tiso N, Stephan DA, Nava A, et al. Identification of mutations in the cardiac ryanodine receptor gene in families affected with arrhythmogenic right ventricular cardiomyopathy type 2 (ARVD2). Hum Mol Genet 2001;10:189-94.
31. Beffagna G, Occhi G, Nava A, et al. Regulatory mutations in transforming growth factor-beta 3 gene cause arrhythmogenic right ventricular cardiomyopathy type 1. Cardiovasc Res 2005;65:366-73.
32. Judge DP, Dietz HC. Marfan's syndrome. Lancet 2005;366:1965-76.
33. Dietz HC, Cutting GR, Pyeritz RE, Maslen CL, Sakai LY, Corson GM, et al. Marfan syndrome caused by a recurrent de novo missense mutation in the fibrillin gene. Nature 1991;352:337-9.
34. Loeys BL, Schwarze U, Holm T, Callewaert BL, Thomas GH, Pannu H, et al. Aneurysm syndromes caused by mutations in the TGF-beta receptor. N Engl J Med 2006;355:788-98.
35. Loeys BL, Dietz HC, Braverman AC, Callewaert BL, De Backer J, Devereux RB, et al. The revised Ghent nosology for the Marfan syndrome. J Med Genet 2010;47:476-85.
36. Priori SG, Napolitano C. Role of genetic analyses in cardiology: part I: mendelian diseases: cardiac channelopathies. Circulation 2006;113:1130-5.
37. Wang L, McLeod HL, Weinshilboum RM. Genomics and drug response. N Engl J Med 2011;364(12):1144-53.

38. Konstantopoulos N, Foletta VC, Segal DH, Shields KA, Sanigorski A, Windmill K, et al. A gene expression signature for insulin resistance. Physiol Genomics 2011;43(3):110-20.
39. Marques FZ, Campain AE, Yang YH, Morris BJ. Meta-analysis of genome-wide gene expression differences in onset and maintenance phases of genetic hypertension. Hypertension 2010;56(2):319-24
40. Goodall AH, Burns P, Salles I, Macaulay IC, Jones CI, Ardissino D, et al.; Bloodomics Consortium. Transcription profiling in human platelets reveals LRRFIP1 as a novel protein regulating platelet function. Blood 2010;116(22):4646-56.
41. Manolio TA. Genomewide association studies and assessment of the risk of disease. N Engl J Med 2010;363(2):166-76.
42. Harismendy O, Notani D, Song X, et al. 9p21 DNA variants associated with coronary artery disease impair interferon- signaling response. Nature 2011;470:264-8.
43. Sundberg I. Pharmacogenomic biomarkers for prediction of severe adverse drug reactions. N Engl J Med 2008;358(6):637-9.
44. Epstein RS, Moyer TP, Aubert RE, Kane DJ, Xia F, Verbrugge RR, et al. Warfarin genotyping reduces hospitalization rates results from the MM-WES (Medico-Mayo Warfarin Effectiveness Study). J Am Coll Cardiol 2010;55(25):2804-12.
45. Ruiz MA. A era da terapia celular. Rev Bras Hematol Hemoter 2005;27(1):4.
46. Carneiro Leão BH, Petlik D, Guedes do Rego MA, Borges SM, Fraulob SM. Terapia celular no infarto agudo do miocárdio: mito ou realidade? In: Sousa AGMR, Piegas LS, Sousa JEMR (orgs). Nova Série Monografias Dante Pazzanese – Fundação Adib Jatene 2010. Rio de Janeiro: Elsevier, 2010. p. 159-224.
47. Wollert KC, Drexler H. Clinical applications of stem cells for the heart. Circ Res 2005;96(2):151-63.
48. Sampaio MF, Saba BS. What can be expected from use of stem cells in the treatment of Chagas disease? Rev Soc Bras Med Trop 2009;42(Suppl II):73-4.
49. Strauer BE, Kornowski R. Stem cell theraphy in perspective. Circulation, 2003;107:929-34.
50. Schächinger V, Erbs S, Elsässer A, Haberbosch W, Hambrecht R, Hölschermann H, et al., REPAIR-AMI Investigators. Improved clinical outcome after intracoronary administration of bone-marrow-derived progenitor cells in acute myocardial infarction: final 1-year results of the REPAIR-AMI trial. Eur Heart J 2006;27(23):2775-83.
51. Yousef M, Schannwell CM, Köstering M, Zeus T, Brehm M, Strauer BE. The BALANCE Study: clinical benefit and long-term outcome after intracoronary autologous bone marrow cell transplantation in patients with acute myocardial infarction. J Am Coll Cardiol 2009;53(24):2262-9.
52. Kang S, Yang YJ, Li CJ, Gao RL. Effects of intracoronary autologous bone marrow cells on left ventricular function in acute myocardial infarction: a systematic review and meta-analysis for randomized controlled trials. Coron Artery Dis 2008;19(5):327-35.
53. Vilas-Boas F, Ribeiro-dos-Santos R, Soares MBP, et al. Identification of regional differences in proinflammatory cytokine concentrations in chronic heart failure due to Chagas cardiomyopathy: a key element in the comprehension of the disease. J Am Coll Cardiol 2003;41:155a.
54. Vilas-Boas F, Feitos GS, Soares MBP, Mota A, Pinho-Filho JA, Almeida AJG et al. Resultados iniciais do transplante de células de medula óssea para o miocárdio de pacientes com insuficiência cardíaca de etiologia chagásica. Arq Bras Cardiol 2006:87(2);159-66.
55. Orlic D, Kajstura J, Chimenti S, Jakoniuk I, Anderson SM, Li B, et al. Bone marrow cells regenerate infarcted myocardium. Nature 2001;410(6829):701-5.
56. Kinnaird T, Stabile E, Burnett MS, Shou M, Lee CW, Barr S, et al. Local delivery of marrow-derived stromal cells augments collateral perfusion through paracrine mechanisms. Circulation 2004;109(12):1543-9.

8

Hipertensão Arterial

CAROLINA C. GONZAGA
MÁRCIO G. SOUSA
CELSO AMODEO

A prevalência de hipertensão arterial (HA) na população brasileira está em torno de 30%, sendo considerada atualmente um dos mais importantes fatores de risco cardiovascular[1]. Análise conjunta de 61 estudos observacionais prospectivos, envolvendo quase 1 milhão de indivíduos, demonstrou forte associação entre a pressão arterial (PA) e o risco cardiovascular, relação contínua e exponencial, iniciando-se a partir de PA sistólica ≥ 115mmHg e PA diastólica ≥ 75mmHg[2]. A partir desses valores, para cada aumento de 20mmHg da PA sistólica ou 10mmHg da PA diastólica, o risco de evento cardiovascular dobra. Esse mesmo estudo também demonstrou relação linear com a idade, pois o risco dobra a cada período de 10 anos de envelhecimento.

A HA tem etiologia multifatorial, fisiopatologia complexa, com vários mecanismos envolvidos no controle da pressão arterial. Entre os mais importantes, destacam-se o componente genético, os hábitos nutricionais com maior ingestão de sal ao longo da vida, o sistema nervoso simpático, o sistema renina-angiotensina-aldosterona, a rigidez arterial, o remodelamento vascular e a disfunção endotelial[3].

CONFIRMAÇÃO DO DIAGNÓSTICO

A medida da PA é o elemento-chave para o estabelecimento do diagnóstico da HA e para avaliação da eficácia do tratamento[1]. Na primeira avaliação, as medidas devem ser obtidas em ambos os membros superiores e, em caso de diferença, utiliza-se sempre o braço com o maior valor de pressão para as medidas subsequentes. O indivíduo deverá ser investigado para doenças arteriais se apresentar diferenças de pressão entre os membros > 20/10mmHg para a pressão sistólica/diastólica. Em cada consulta, deverão ser realizadas pelo menos três medidas, com intervalo de 1 minuto entre elas, sendo a média das duas últimas considerada a PA do indivíduo. Caso as pressões sistólicas e/ou diastólicas obtidas apresentem diferença > 4mmHg entre elas, deverão ser realizadas novas medidas, até que se obtenham medidas com diferença ≤ 4mmHg, utilizando-se a média das duas últimas medidas, como a PA do indivíduo[1].

A posição recomendada para a medida da pressão arterial é a sentada[1]. A medida nas posições ortostática e supina deve ser feita pelo menos na primeira avaliação em todos os indivíduos e em todas as avaliações em idosos, diabéticos, portadores de disautonomias, alcoolistas e/ou em uso de medicação anti-hipertensiva.

A monitorização ambulatorial da pressão arterial (MAPA) é recomendada na suspeita de hipertensão e efeito do avental branco, hipertensão mascarada, e na avaliação de sintomas sugestivos de hipotensão.

Segundo a V Diretriz Brasileira de Hipertensão Arterial, os valores que permitem classificar a PA em adultos com mais de 18 anos de idade, de acordo com a medida casual no consultório, estão no quadro 8.1[1].

Ao exame físico, além da medida adequada da pressão arterial e frequência cardíaca, deverá ser dada atenção especial às medidas antropométricas (peso, altura, circunferência da cintura e circunferência do qua-

Quadro 8.1 – Classificação da pressão arterial de acordo com a medida casual no consultório (> 18 anos)[1].

Classificação	Pressão sistólica (mmHg)	Pressão diastólica (mmHg)
Ótima	< 120	< 80
Normal	< 130	< 85
Limítrofe	130-139	85-89
Hipertensão estágio 1	140-149	90-99
Hipertensão estágio 2	160-179	100-109
Hipertensão estágio 3	≥ 180	≥ 110
Hipertensão sistólica isolada	≥ 140	< 90

Nota: quando as pressões sistólica e diastólica de um paciente se situam em categorias diferentes, a maior deve ser utilizada para classificação da pressão.

dril), fundo de olho, e aspectos sugestivos de doença cardiovascular associada ou causa secundária de hipertensão arterial sistêmica (HAS), como será apresentado adiante.

ESTRATIFICAÇÃO DE RISCO

O risco de eventos cardiovasculares associa-se com outros fatores de risco concomitantes além da HA, assim como com a presença de lesões em órgão-alvo e doenças cardiovasculares. Dessa forma, é fundamental realizar a estratificação de risco do paciente, para que seja possível quantificar o prognóstico (Quadro 8.2).

Quadro 8.2 – Estratificação de risco cardiovascular adicional do paciente hipertenso[1].

Fatores de risco	Pressão arterial				
	Normal	Limítrofe	Estágio 1	Estágio 2	Estágio 3
Sem FR	Sem risco adicional	Sem risco adicional	Risco baixo	Risco médio	Risco alto
1 a 2 FR	Risco baixo	Risco baixo	Risco médio	Risco médio	Risco muito alto
3 ou mais FR, lesão em órgão-alvo ou DM	Risco médio	Risco alto	Risco alto	Risco alto	Risco muito alto
DCV	Risco muito alto	Risco muito alto	Risco muito alto	Risco muito alto	Risco muito alto

FR = fator de risco; DM = *diabetes mellitus*; DCV = doença cardiovascular.

São considerados fatores maiores de risco cardiovascular tabagismo, dislipidemia, *diabetes mellitus*, nefropatia, idade superior a 60 anos, história familiar de doença cardiovascular em mulheres com idade inferior a 65 anos e homens com idade inferior a 55 anos[1]. Outros fatores de risco incluem relação cintura/quadril aumentada (mulheres > 0,85 e homens > 0,95), circunferência da cintura aumentada (mulheres > 88cm e homens > 102cm), microalbuminúria, tolerância à glicose diminuída/glicemia de jejum alterada, hiperuricemia e proteína C-reativa ultrassensível aumentada.

Em relação às lesões em órgão-alvo, deve-se valorizar o antecedente de hipertrofia ventricular esquerda, angina ou infarto agudo do miocárdio, revascularização miocárdica, insuficiência cardíaca, acidente vascular cerebral, isquemia cerebral transitória, alterações cognitivas ou demência vascular, nefropatia, doença vascular de extremidades e retinopatia hipertensiva[1].

O risco cardiovascular adicional está associado, respectivamente, a menos de 15%, 15 a 20%, 20 a 30%, mais de 30% em indivíduos de baixo, médio, alto e muito alto risco[1].

METAS DA PRESSÃO ARTERIAL

As metas da pressão a serem atingidas apresentam-se no quadro 8.3[1]. Ressalta-se que o risco cardiovascular aumenta a partir de 115/75mmHg, ou seja, a pressão a ser alcançada durante o tratamento está abaixo de 120/80mmHg, pressão considerada ótima, desde que o paciente não tenha sintomas de hipotensão.

Quadro 8.3 – Metas de valores da pressão arterial a serem obtidas com o tratamento[1].

Categorias	Meta (no mínimo)
Hipertensos estágios 1 e 2 com RCV baixo e médio	< 140/90mmHg
Hipertensos e limítrofes com RCV alto	< 130/85mmHg
Hipertensos limítrofes com RCV muito alto	< 130/80mmHg
Hipertensos nefropatas com proteinúria > 1g/L	< 120/75mmHg

RCV = risco cardiovascular.

DIAGNÓSTICO LABORATORIAL

Na avaliação inicial de rotina do paciente hipertenso recomendam-se hemograma, glicemia de jejum, sódio, potássio, ureia, creatinina, colesterol total e frações, triglicérides, ácido úrico, urina tipo I e eletrocardiograma.

Durante a avaliação complementar do paciente hipertenso, indica-se a pesquisa de microalbuminúria, por meio do índice albumina (mg/dL)/creatinina (g/dL), em amostra isolada de urina, de preferência na primeira urina da manhã, com valores normais < 30mg/g de creatinina e com presença de microalbuminúria entre 30 e 300mg/g de creatinina.

Para pacientes com glicemia de jejum entre 100 e 125mg/dL, recomenda-se determinar a glicemia 2 horas após sobrecarga oral de glicose (75g). Se encontrados valores menores de 140mg/dL, permanece apenas o diagnóstico de glicemia de jejum alterada, se entre 140 e 200mg/dL, faz-se o diagnóstico de tolerância à glicose diminuída, e se > 200mg/dL, confirma-se o diagnóstico de *diabetes mellitus*[4].

EXAMES DE IMAGEM

Na pesquisa de hipertrofia ventricular esquerda bem como na avaliação da função sistólica e diastólica do paciente hipertenso, é recomendado o ecocardiograma[1].

HIPERTENSÃO ARTERIAL SECUNDÁRIA

Na avaliação dos pacientes hipertensos, 90 a 95% não apresentarão causa identificável e passível ou não de correção[1]. Porém, pequena porcentagem, entre 5 e 10% dos hipertensos, terá causa secundária de aumento da pressão. Depois de descartada má adesão à terapêutica instituída, efeito ou hipertensão do avental branco, deve-se instituir avaliação de causas secundárias, principalmente nos pacientes com indícios de secundarismo (Quadro 8.4).

Atenção especial deve ser dada aos pacientes refratários à terapêutica instituída. São considerados hipertensos resistentes os pacientes em uso de três classes de fármacos em doses otimizadas, idealmente sendo um deles diurético, sem controle da pressão, ou necessitando de quatro ou

Quadro 8.4 – Indícios de hipertensão secundária.

- Início da hipertensão antes do 30 anos ou após os 50 anos de idade
- Hipertensão arterial grave (estágio 3) e/ou resistente à terapia
- Tríade do feocromocitoma: palpitações, sudorese e cefaleia em crises
- Uso de medicamentos e drogas que possam elevar a pressão arterial
- Fácies ou biótipo de doença que cursa com hipertensão: doença renal, hipertireoidismo, acromegalia, síndrome de Cushing
- Presença de massas ou sopros abdominais
- Assimetria de pulsos femorais
- Aumento da creatinina sérica ou ritmo de filtração glomerular estimado diminuído
- Hipopotassemia espontânea
- Exame de urina anormal (proteinúria ou hematúria)
- Sintomas de apneia durante o sono

mais classes para atingir a meta[5]. Nesse grupo de pacientes, há prevalência aumentada de causas secundárias de HA, entre elas o hiperaldosteronismo primário, a síndrome da apneia obstrutiva do sono, a doença renovascular e a doença renal parenquimatosa. Menos frequentemente, encontram-se como causa secundária de HA feocromocitoma, doença de Cushing, hiperparatireoidismo, coartação de aorta, hipo e hipertireoidismo, hiperparatireoidismo e tumor intracraniano[5].

Na avaliação do paciente hipertenso, principalmente nos de difícil controle, a avaliação do uso de medicamentos concomitantes que aumentam a PA é fundamental. Incluem-se principalmente anti-inflamatórios (incluindo o ácido acetilsalicílico), inibidores da COX-2, agentes simpatomiméticos (descongestionantes nasais, medicamentos para perda de peso e cocaína), estimulantes, álcool, contraceptivos orais, entre outros[5].

HIPERALDOSTERONISMO PRIMÁRIO

O hiperaldosteronismo primário (HP) caracteriza-se pela produção aumentada de aldosterona pela adrenal, originada por hiperplasia da glândula, adenoma, carcinoma ou por formas genéticas. A prevalência nos hipertensos varia de 3 a 22%, sendo mais alta nos hipertensos de difícil controle[1]. Atualmente, sabe-se que a prevalência de hipopotassemia no HP varia de 9 a 37% dos casos.

A abordagem do HP inclui rastreamento que deve ser realizado em todo hipertenso com hipocalemia espontânea ou provocada por diuréticos, em hipertensos resistentes aos tratamentos habituais e em hipertensos com tumor adrenal, por meio da determinação da relação aldosterona sérica/atividade de renina plasmática (RAR)[1]. Relação RAR > 30ng/dL/ng, com aldosterona sérica > 15ng/dL, é achado considerado sugestivo de HP. Paciente com rastreamento positivo para HP deve ter esse diagnóstico confirmado pela determinação de aldosterona após teste de supressão de secreção de aldosterona. Opções ao teste de supressão são a infusão por via intravenosa de soro fisiológico (2 litros em 4 horas) associado ou não à administração por via oral de corticoide, ou ainda fornecimento de dieta rica em sal. Pacientes com concentrações de aldosterona aumentadas após o final do teste têm o diagnóstico de HP confirmado. Habitualmente, dosa-se a urina de 24 horas e, se a concentração de sódio é > 200mEq/dia, considera-se o paciente já suprimido, sem necessidade de realizar o teste. Na prática diária, tem-se cautela na realização de infusão de solução salina e administração de corticoide, já que os pacientes muitas vezes apresentam PA elevada e funções sistólica e diastólica alteradas, com risco de picos hipertensivos ainda maiores, quadro congestivo pulmonar, até edema agudo pulmonar.

O terceiro passo no diagnóstico de HP é fazer a diferenciação entre hiperplasia e adenoma, idealmente por tomografia computadorizada de adrenal com cortes finos (< 3mm). Caso seja encontrada imagem sugestiva de adenoma, pode-se confirmar o diagnóstico por meio da coleta de aldosterona em veia adrenal seletiva, sempre com coleta concomitante de cortisol. Uma diferença maior que 2,5 vezes de um lado para o outro na aldosterona é forte indicativo de tratar-se de adenoma[1].

SÍNDROME DA APNEIA OBSTRUTIVA DO SONO

A suspeita clínica deve ser realizada na presença de ronco alto, despertares noturnos, sonolência diurna excessiva, concentração prejudicada. Pode associar-se à obesidade e ao aumento da circunferência do pescoço. Questionários como o de Berlim podem ser usados como rastreamento, mas o diagnóstico é confirmado pela polissonografia[1,6].

DOENÇA RENOVASCULAR

Caracteriza-se por aumento de PA decorrente do estreitamento único ou múltiplo das artérias renais. Entretanto, a simples identificação de uma estenose de artéria renal não faz o diagnóstico de hipertensão arterial renovascular. Geralmente, o diagnóstico é confirmado após a correção da estenose e o desaparecimento ou a melhora da hipertensão arterial[1]. A prevalência é de 4% na população geral, mas pode ser mais alta em paciente com doença arterial coronariana e periférica. A estenose de artéria renal pode ser causada por aterosclerose (90%) ou por displasia fibromuscular.

Os métodos diagnósticos não invasivos incluem ultrassonografia-Doppler das artérias renais, angiorressonância de artérias renais, cintilografia de perfusão renal sensibilizada pelo captopril e angiotomografia. Tanto para o diagnóstico definitivo quanto para avaliação e tratamento a ser instituído, deve-se realizar arteriografia por subtração de artérias renais[1,5].

A correção da estenose da artéria renal pode ser feita por cirurgia de autotransplante renal na fossa ilíaca, revascularização arterial com ponte de safena (abandonada devido ao risco de aneurisma), prótese ou derivação arterial. Atualmente, a angioplastia simples em casos de displasia fibromuscular ou a angioplastia com colocação de *stent* em doença aterosclerótica são as opções mais frequentemente utilizadas. Como todos esses procedimentos não são isentos de complicações, devem ser prescritos de acordo com as indicações clínicas, tais como piora progressiva da função renal, diminuição progressiva do tamanho renal e dificuldade no controle pressórico.

FEOCROMOCITOMA

O feocromocitoma representa causa rara, porém muito importante de HA secundária, caracterizada geralmente por variabilidade aumentada de pressão arterial e crises de cefaleia, palpitações e sudorese. Entretanto, a forma mais comum de apresentação é clínica, como hipertensão arterial estágio 3 de difícil controle.

Entre os testes de dosagens hormonais, o ácido vanilmandélico urinário apresenta boa especificidade, porém tem a menor sensibilidade entre todos os outros métodos e sofre influência de medicamentos e dieta. O melhor teste de rastreamento é a dosagem de metanefrinas livres plasmáticas (normetanefrina e metanefrina) que, quando não disponível, pode ser substituída pela das catecolaminas plasmáticas associadas à de metanefrinas urinárias[1,5].

Quando os exames estão normais e ainda assim existe a suspeita clínica, podem-se usar exames de estímulo com glucagon (em normotensos) ou de supressão com clonidina (nos hipertensos). O exame de estímulo com glucagon está abandonado na prática clínica devido aos efeitos adversos de crise adrenérgica. Já o teste de supressão pode ser realizado com a dosagem das metanefrinas livres plasmáticas e urinárias, administração de 0,3mg de clonidina, por via oral, e nova coleta de sangue e urina após 3 horas da administração da clonidina. A não supressão das metanefrinas aumenta a suspeita clínica de feocromocitoma.

A identificação do tumor é feita por meio de exames de imagem com tomografia computadorizada, com cortes de até 5mm ou com ressonância magnética. Alguns tumores adrenais, pela ressonância magnética, podem exibir um sinal de elevada intensidade em T2, que quando presente é patognomônico do feocromocitoma.

A confirmação da localização do feocromocitoma é feita pela identificação da hipercaptação do metaidodobenzilguanidina (MIBG) com iodo-131 na cintilografia de corpo inteiro.

CONCLUSÕES

A hipertensão arterial tem alta prevalência e forte associação com o aumento do risco cardiovascular. Devem-se avaliar, além da pressão arterial, a presença de outros fatores de risco, lesões em órgão-alvo e outras doenças cardiovasculares. No paciente hipertenso resistente, a avaliação de causas secundárias é mandatória, permitindo, em alguns casos, o controle ou mesmo a cura da hipertensão.

REFERÊNCIAS BIBLIOGRÁFICAS

1. Sociedade Brasileira de Cardiologia – SBC; Sociedade Brasileira de Hipertensão – SBH; Sociedade Brasileira de Nefrologia – SBN. V Brazilian Guidelines in Arterial Hypertension. Arq Bras Cardiol 2007;89:e24-79.
2. Lewington S, Clarke R, Qizilbash N, Peto R, Collins R. Prospective studies collaboration. Age-specific relevance of usual blood pressure to vascular mortality: a meta-analysis of individual data for one million adults in 61 prospective studies. Lancet. 2002;360(9349):1903-13.
3. Oparil S, Zaman A, Calhoun DA. Pathogenesis of hypertension. Ann Intern Med 2003;139:761-76.
4. Tratamento e acompanhamento do *diabetes mellitus*. Diretrizes da Sociedade Brasileira de Diabetes. 2007. http://www.diabetes.org.br/educacao/docs/Diretrizes_SBD_2007.pdf
5. Calhoun DA, Jones D, Textor S, et al. Resistant hypertension: diagnosis, evaluation, and treatment: A Scientific Statement From the American Heart Association Professional Education Committee of the Council for High Blood Pressure Research. Hypertension 2008;51:1403-19.
6. Somers VK, White DP, Amin R, et al. Sleep apnea and cardiovascular disease: an American Heart Association/American College of Cardiology Foundation scientific statement from the American Heart Association Council for High Blood Pressure Research Professional Education Committee, Council on Clinical Cardiology, Stroke Council, and Council on Cardiovascular Nursing Council. Circulation 2008;118:1080-111.

9

Hemocultura – Endocardite Infecciosa

ANTONIA MARIA OLIVEIRA MACHADO

A endocardite infecciosa (EI) é definida como uma infecção da superfície do endocárdio e primariamente afeta válvulas cardíacas, mas outras áreas do endocárdio podem ser afetadas também. Classicamente, ela tem sido classificada como aguda, subaguda ou crônica, dependendo do tempo do início dos sintomas, contudo essa distinção é arbitrária. Atualmente, a classificação que leva em consideração o agente infeccioso e a valva envolvida tem maior relevância clínica[1].

A incidência e a mortalidade da doença não diminuíram nos últimos 30 anos. Apesar dos grandes avanços nos procedimentos diagnósticos e terapêuticos, a doença ainda apresenta prognóstico ruim e alta mortalidade. A EI não é uma doença uniforme, ela se apresenta em diferentes formas, que variam de acordo com a manifestação clínica inicial, se há doença cardíaca subjacente ou não, o micro-organismo envolvido, a presença ou ausência de complicações e as condições clínicas do paciente. Por esta razão, a EI requer uma abordagem envolvendo médicos de várias especialidades.

EPIDEMIOLOGIA

A análise baseada em definição de casos frequentemente revela que um número pequeno de casos, aproximadamente 20% desses baseados em dados clínicos, é caracterizado como definitivo. A incidência da EI varia de um país para outro, sendo 3-10 episódios/100.000 pessoas por ano. Estudos epidemiológicos mostram que o homem é mais acometido do que a mulher, em uma taxa média de 1,7:1[2].

O perfil epidemiológico da endocardite infecciosa mudou substancialmente ao longo dos últimos anos, especialmente em países industrializados. Antes era uma doença que afetava adultos jovens, identificados principalmente com doença cardíaca valvular de origem reumática. Atualmente, a EI está afetando pacientes mais idosos que, mais frequentemente, desenvolvem a EI como resultado de procedimentos relacionados à assistência à saúde, tanto em pacientes com ou sem doença valvar prévia, quanto com ou sem prótese valvar. Tleyjeh et al., em 2007, por meio de uma revisão sistemática de 15 inquéritos de base populacional, representando 2.371 casos de EI desenvolvida a partir de sete países, mostraram aumento da incidência de IE associado com próteses de válvulas, prolapso da válvula mitral e diminuição nos pacientes com doença reumática com disfunção de valva cardíaca[2].

Novos fatores predisponentes à EI surgiram, como prótese valvar cardíaca, esclerose valvular degenerativa no paciente idoso, abuso de drogas por via intravenosa associado ao aumento do uso de procedimentos invasivos, com risco de bacteriemia.

Por meio de levantamentos epidemiológicos de IE, há evidência de que a prevalência dos estreptococos que colonizam a mucosa oral tem ficado em segundo lugar, sendo atualmente os estafilococos o principal patógeno nessa infecção. Apesar de que em alguns países como Tunísia e alguns países Africanos, por exemplo, a maioria dos casos de EI se desenvolve em pacientes com doença valvar reumática, os estreptococos predominam. Além disso, variações geográficas significativas foram demonstradas. O maior aumento na taxa de estafilococos por IE foi relatado nos EUA, onde hemodiálises crônicas, *diabetes mellitus* e dispositivos intravasculares são os três principais fatores de risco envolvidos na doença[3-8].

A endocardite infecciosa deve ser considerada um conjunto de situações clínicas que são, por vezes, muito diferentes umas das outras. Na tentativa de evitar sobreposição, são propostas quatro categorias de EI que devem ser separadas de acordo com:

1. Com o sítio da infecção e a presença ou não de dispositivo intracardíaco.
2. Modo de aquisição.
3. Se é ativa.
4. Se é recorrente.

As seguintes categorias são propostas de acordo com os achados microbiológicos[1]:

1. **Endocardite infecciosa com hemoculturas positivas** – esta é a categoria mais importante, representando aproximadamente 85% de todas as IE.
2. **Endocardite infecciosa com hemoculturas negativas devido ao uso prévio de antimicrobianos** – hemoculturas podem permanecer negativas por vários dias após o uso de antimicrobianos.
3. **Endocardite infecciosa frequentemente associada com hemoculturas negativas** – estas geralmente são devidas a micro-organismos fastidiosos como estreptococos variantes nutricionalmente exigentes, bacilos do grupo HACEK (*Haemophilus parainfluenzae*, *H. aphrophilus*, *H. paraphrophilus*, *Actinobacillus actinomycetemcomitans*, *Cardiobacterium hominis*, *Eikenella corrodens* e *Kingella* spp.), *Brucella* spp. e fungos.
4. **Endocardite infecciosa associada constantemente a hemoculturas negativas** – geralmente são causadas por bactérias intracelulares como *Coxiella burnetii*, *Bartonella*, *Chlamydia*, o agente da doença de Whipple (*Tropheryma whippellii*). Em geral, correspondem a 5% das EI. O diagnóstico, nesses casos, depende de testes sorológicos, culturas de células ou de métodos moleculares.

Mais de 90% das endocardites comunitárias são causadas por estafilococos, estreptococos e enterococos, agentes que fazem parte da microbiota normal de pele, orofaringe e trato urogenital. Os estreptococos, denominados como do grupo *viridans*, incluem espécies como *S. sanguis*, *S. mitis*, *S. salivarius*, *S. mutans*, *S. intermedius*, *S. constellatus*, são os mais frequentemente isolados como agentes de endocardite de valvas nativas.

Os estreptococos variantes nutricionamente deficientes, recentemente reclassificados em outros gêneros, *Abiotrophia* e *Granulicatella*, devem ser adequadamente isolados e identificados, uma vez que, muitas vezes, são tolerantes à penicilina, isto é, a concentração mínima bactericida (CBM) é muito maior que a concentração inibitória mínima (MIC).

Estreptococos do grupo D: o *Streptococcus bovis/Streptococcus equinus complex*, formados por um grande grupo de bactérias que podem fazer parte da microbiota normal do trato intestinal do ser humano ou de animais, até recentemente eram chamados de *S. bovis*. Eles são geralmente sensíveis à penicilina G. Entre os enterococos, os *Enterococcus faecalis*, o *E. faecium* e, menos frequentemente, o *E. durans* são as três espécies que causam EI.

Tradicionalmente, o *S. aureus* é o mais prevalente e em 60% dos casos está relacionado com EI em pacientes usuários de droga por via intravenosa e sua apresentação é mais aguda, portanto está mais relacionado com valva nativa e adquirida na comunidade. No entanto, em estudo recente de 1.779 casos de EI coletados prospectivamente em 16 países, o *S. aureus* foi a causa mais frequente, não só de EI de valva nativa, mas também dos componentes protéticos. Em contraste, EI em portadores de prótese valvar é mais frequentemente devido à presença de estafilococos coagulase-negativa (CNS) e geralmente com resistência à oxacilina, pois são adquiridos no pós-operatório e intra-hospitalar, mas os CNS também podem provocar EI em valvas nativas, especialmente os *S. lugdunensis* e *S. capitis*, que frequentemente têm evolução clínica agressiva[23]. As EI pelos CNS geralmente têm evolução mais subaguda.

DIAGNÓSTICO MICROBIOLÓGICO

As doenças infecciosas geralmente são de difícil diagnóstico e requerem conhecimento e colaboração de vários profissionais para que esse seja adequado. Nas endocardites infecciosas, é obrigatória a realização de hemoculturas para que haja o diagnóstico definitivo e etiológico, além de possibilitar a realização do teste de sensibilidade aos antimicrobianos. Para que o exame tenha acurácia, é fundamental a comunicação entre os profissionais envolvidos nos cuidados ao paciente e o microbiologista. Devido à frequente ausência de comunicação entre estes profissionais ou não compreensão das informações de relevância clínica contidas no pedido do exame, os laboratórios de microbiologia podem liberar exames tanto falso-positivos como falso-negativos, colocando em risco o paciente e enfrentando críticas ou questionamento quanto aos seus resultados.

Toda informação diagnóstica do laboratório de microbiologia clínica é influenciada pela qualidade da amostra recebida. Consequentemente, a coleta e o transporte feitos de forma inadequada proporcionam dificuldades no isolamento do micro-organismo responsável pelo processo infeccioso e acarretam maiores índices de recuperação de contaminantes, induzindo assim ao tratamento incorreto. A acurácia do exame microbiológico depende de vários fatores envolvidos, como as fases pré-analítica, analítica e pós-analítica (Fig. 9.1).

A suspeita clínica do processo infeccioso determinará o tipo de amostra que será enviado ao laboratório para confirmar, estabelecer ou complementar o diagnóstico clínico; no caso da EI, a hemocultura é um elemento crítico, portanto deve ser realizada em todo caso suspeito.

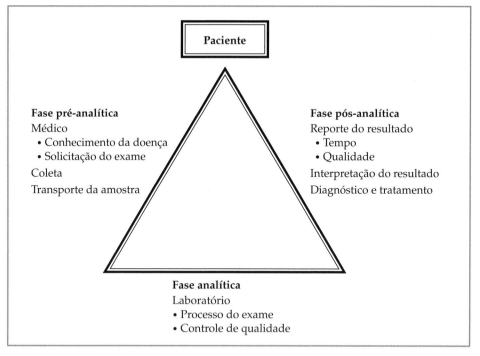

Figura 9.1 – Representação esquemática do fluxograma da amostra clínica enviada para o exame microbiológico.

A compreensão de circunstâncias nas quais diferentes tipos de bacteriemias ou fungemias podem ocorrer é fundamental no plano diagnóstico e de interpretação dos resultados da hemocultura. As bacteriemias ou fungemias geralmente são causadas por um único micro-organismo e podem ser transitória, intermitente, contínua ou de escape (*breakthrough*).

Transitória – são as mais frequentes, geralmente de duração rápida, podendo durar de minutos a poucas horas e podem ocorrer após manipulação de tecidos infectados (exemplo: abscessos, celulites), instrumentação de mucosas contaminadas (exemplo: procedimento dentário, cistoscopia, cateterização etc.) e cirurgias envolvendo locais contaminados ou colonizados (exemplo: histerectomia vaginal, desbridamento de pacientes queimados). Ela pode ocorrer também em pacientes com infecções sistêmica ou localizada, como pneumonia, artrite séptica, e outras. É importante o conhecimento de que a bacteriemia transitória pode ocorrer também durante a escovação dos dentes e mastigação[3,9].

Intermitente – mais frequentemente relacionada com abscessos intracavitários não drenados, como pélvicos, perinefréticos, prostáticos, intra-abdominais, e outros abscessos. Geralmente são acompanhados de febre de origem indeterminada[9].

Contínua – a característica de infecções endovasculares, como endocardites, e as de corrente sanguínea relacionadas ao cateter vascular. Elas podem ocorrer também nas primeiras semanas da febre tifoide e brucelose[9].

Escape – ocorre em paciente em uso de antibioticoterapia sistêmica adequada, isto é, o agente é sensível à droga em uso[10]. Pode ocorrer no início da terapêutica devido à concentração sanguínea do antimicrobiano ser insuficiente, o que é mais comum nas infecções por estafilococos, ou mais tardiamente, em pacientes cujos abscessos não foram bem drenados ou debilidade das defesas do hospedeiro[11].

Nas endocardites, a bacteriemia transitória tem um papel importante, assim como sua magnitude e capacidade do patógeno de colonizar válvulas danificadas. A bacteriemia espontânea é de duração de baixo grau e de curta duração, geralmente com 100 unidades formadoras de colônia (UFC)/mL de sangue por 10 minutos, mas sua alta incidência pode explicar por que a maioria dos casos de EI não está relacionada com procedimentos invasivos[12].

A solicitação de hemocultura deve ser feita imediatamente na suspeita da endocardite, e a coleta do sangue, sempre que possível, antes do início da antibioticoterapia. Na IE, a bacteriemia é quase sempre contínua, por isso não há nenhuma razão para atrasar a coleta de sangue para coincidir com o estado febril do paciente. Segundo os *guidelines* europeus de 2009, são preconizadas três hemoculturas por episódio infeccioso, o que permite o isolamento de mais de 95% do agente responsável pelo processo, incluindo pelo menos um frasco para isolamento de agente aeróbio e um para anaeróbio, cada um contendo 10mL de sangue obtido de uma veia periférica, com técnica asséptica de coleta. É fundamental o conhecimento de que uma hemocultura é obtida por meio de punção venosa com coleta do volume de sangue adequado, com inoculação do sangue em um ou mais frascos, observando que isso é considerado um *set* de hemocultura. O volume de sangue é crítico para a hemocultura, e quanto maior o volume coletado maior a sensibilidade do exame. Todavia, deve ser respeitada a idade do paciente e a recomendação do fabricante para os tipos de frascos utilizados, em geral mantendo a proporção de sangue/caldo de cultura de 1:5 a 1:10.

No adulto, é recomendada a coleta de 5 a 10mL de sangue por frasco em cada punção, totalizando 20mL por punção[13]. Na criança, o volume adequado ainda não está bem definido, mas a literatura demonstra que volumes inferiores a 1mL têm menor sensibilidade na detecção do agente infeccioso, mas, de acordo com o CLSI, o volume de sangue em crianças deve ser até 1% da volemia, sendo que alguns trabalhos referem de 4 a 5% um índice seguro[14,15].

Amostragens de cateteres venosos centrais devem ser evitadas, tendo em vista o alto risco de contaminação, gerando assim resultados falso-positivos, principalmente com a microbiota de pele, por exemplo estafilococos coagulase-negativa ou corinebactérias. Embora a EI causada por anaeróbios seja incomum, há trabalhos que mostram que a inclusão do frasco anaeróbio se justifica pelo aumento do isolamento de *Staphylococcus* spp., alguns gram-negativos da família Enterobacteriacea, alguns *Streptococcus* spp. e *Enterococcus* spp., anaeróbios estritos e facultavivos, tais como espécies *Bacteroides* spp., *Clostridium* sp., além de garantir o volume maior de sangue por punção[14]. Lembrar que a maioria dos meios para aeróbios comerciais disponíveis é capaz de detectar o crescimento de leveduras.

A coleta do sangue deve ser feita após antissepsia rigorosa da pele para que não haja dificuldades de interpretação de uma hemocultura positiva, principalmente quando há recuperação de micro-organismos que fazem parte da microbiota normal da pele. Há recomendações para a utilização de tintura de iodo a 1-2% ou preparações de clorexidina alcoólica, que parecem ser equivalentes. O álcool a 70% pode ser utilizado para a antissepsia na coleta de hemoculturas. Apenas estar atento que é obrigatória a antissepsia da tampa do frasco, que deve ser feita sempre com álcool a 70%. É fundamental a identificação adequada do frasco e o envio imediato para o laboratório.

A utilização de luva durante a coleta de hemocultura tem como objetivo proteger o profissional, o paciente e a amostra clínica, portanto seu uso é obrigatório. Mas há discussão se a luva deve ser a de procedimento ou a estéril. Em análise de 10.520 hemoculturas, em que 5.265 foram coletadas com luvas estéreis e 5.255 com luvas não estéreis, Nak-Hyun observou que o índice de contaminação foi de 0,5% e 0,9%, respectivamente. Apesar das limitações do trabalho, houve diferença significativa entre as formas de coleta, e o uso de luvas estéreis diminuiu o índice de contaminação das hemoculturas[16]. Portanto, é melhor utilizar luvas estéreis, mas se estiver utilizando luvas não estéreis não se esquecer disso.

É importante saber que existem processos manuais, semiautomatizados e automatizados para realizar a hemocultura e que os frascos são específicos.

Métodos manuais – tradicional, lisecentrifugação (sistema Isolator da Wampole Laboratories), frascos Signal (Oxoid), sistema Septi-Check (BBL, BD Diagnostic Sistem).

Métodos semiautomatizados – sistema Hemobac Trifásico II (Probac).

Métodos automatizados – são sistemas de monitorização contínua de metabolismo bacteriano, como o Bactec (BD Diagnostic Sistem) e o BacT/Alert 3D (bio Mérieux). Estes sistemas têm como princípio de monitorização da multiplicação dos micro-organismos a variação do CO_2 liberado durante seu metabolismo e utilizam como métodos de detecção dessa variação a fluorescência e a colorimetria, respectivamente. Inúmeros trabalhos mostram as vantagens dos métodos automatizados e a similaridade entre eles. Estes métodos oferecem a possibilidade da utilização de frascos com substâncias que apresentam ação inibitória para antimicrobianos, útil para pacientes em antibioticoterapia.

Poucos estudos têm avaliado sistematicamente o momento ideal para a coleta da hemocultura e o tempo ótimo entre as coletas sucessivas. Bennet e Beeson, em estudo experimental, observaram que após a bactéria cair na corrente sanguínea há defasagem de aproximadamente 1 hora para aparecer os calafrios, que são seguidos de febre[17]. Thomson et al. não observaram diferença na positividade de hemoculturas coletadas no pico febril. Por isso, é recomendado, se possível, o monitoramento, coletar a hemocultura no início do pico febril, pois decorrido este tempo poderá haver diminuição ou clareamento das bactérias viáveis, o que diminui a sensibilidade da hemocultura[18]. Algumas referências recomendam um intervalo arbitrário de 30 a 60 minutos entre as hemoculturas, exceto em pacientes críticos, como na endocardite e na sepse. Portanto, o intervalo entre as hemoculturas geralmente é determinado pelo quadro clínico do paciente, mas, se o paciente está em antibioticoterapia, essa deve ser coletada antes da próxima dose do antimicrobiano.

Apesar de alguns meios comerciais permitirem mais tempo no transporte da amostra até o laboratório, devemos estar atentos para o fato de que a endocardite é uma infecção grave e o resultado é fundamental no diagnóstico e, principalmente, para a introdução da terapêutica adequada. Portanto, a amostra de hemocultura deve sempre ser enviada imediatamente ao laboratório e em temperatura ambiente.

Quadro 9.1 – Classificação da hemocultura positiva para EI pelos critérios de Duke modificados por Li et al.[19].

- Micro-organismos tipicamente relacionados com EI isolados de duas hemoculturas separadas
  Streptococcus do grupo *viridans*, *S. bovis*, grupo HACEK, *Staphylococcus aureus*, na ausência de um foco primário
- Micro-organismos consistentemente com EI isolados persistentemente de hemoculturas
  No mínimo duas hemoculturas positivas coletadas com mais de 12 horas de intervalo, ou três ou mais hemoculturas coletadas separadamente positivas, sendo com intervalo de no mínimo 1 hora entre a primeira e a última
- Uma única hemocultura positiva com *Coxiella burnetti* ou título de IgG > 1:800

Pelos Critérios de Duke para o diagnóstico de endocardite infecciosa, que foram adaptados por Li et al. em 2000, a hemocultura é considerada um dos critérios maiores, conforme o quadro 9.1[19].

Alguns pacientes são portadores de endorcadite infecciosa apesar de as hemoculturas se mostrarem negativas. A porcentagem de culturas negativas do sangue varia entre os estudos de 2 para 30%. Com os métodos atualmente utilizados, provavelmente menos de 5% dos casos de endocardite será cultura-negativa. Altas taxas de endocardite cultura-negativa de estudos iniciais provavelmente refletem técnica de qualidade inferior e critérios menos rigorosos para o diagnóstico.

A causa mais comum de endocardite com hemocultura negativa é a terapia antimicrobiana. Em um grande estudo, a terapia antimicrobiana reduziu a incidência de hemoculturas positivas de 97 para 91%. A duração da terapêutica antimicrobiana correlaciona-se com a probabilidade de culturas negativas, quando ela é contínua, e por vários dias as culturas geralmente permanecem negativas por semanas ou mais. Se houver suspeita de endocardite em um paciente que recebeu tratamento antimicrobiano, o laboratório de microbiologia deve ser informado (Fig. 9.2 e Quadro 9.2).

O método de lisecentrifugação também tem sido utilizado para aumentar a sensibilidade de bacteriemia de baixo grau, onde as hemácias são lisadas, e os organismos liberados, centrifugados. O método aumenta a incidência de contaminação e pode ser menos sensível para os anaeróbios e estreptococos.

Outra razão importante pela qual alguns casos de endocardite são cultura-negativa é que alguns organismos são exigentes e necessitam de técnicas especiais de cultura, como[20]:

1. Grupo HACEK, um grupo de bactérias de crescimento lento, são bacilos gram-negativos, incluindo *Haemophilus aphrophilus*, *Actinoba-*

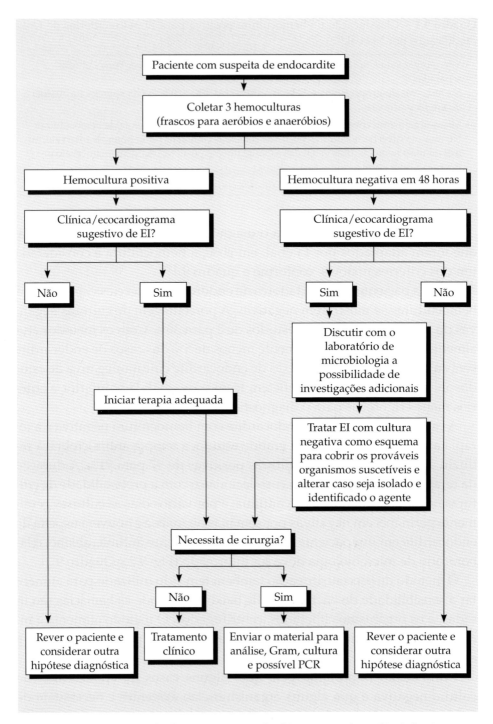

Figura 9.2 – Fluxograma do diagnóstico microbiológico na endocardite infecciosa com hemocultura positiva ou negativa.
EI = endocardite infecciosa. PCR = *polymerase chain reaction*.

Quadro 9.2 – Investigação de EI.

Patógeno	Procedimento diagnóstico
Brucella spp.	Hemocultura, sorologia, cultura, imuno-histologia e PCR de material cirúrgico
Coxiella burnetti	Sorologia (IgG > 1:800), cultura de tecido, imuno-histologia e PCR de material cirúrgico
Bartonella spp.	Hemocultura, sorologia, cultura, imuno-histologia e PCR de material cirúrgico
Tropheryma whippellii	Histologia e PCR de material cirúrgico
Mycoplasma spp.	Sorologia, cultura, imuno-histologia e PCR de material cirúrgico
Legionella spp.	Hemocultura, sorologia, cultura, imuno-histologia e PCR de material cirúrgico

PCR = *polymerase chain reaction.*

   cillus actinomycetemcomitans, Cardiobacterium hominis, Eikenella corrodens e espécies *Kingella*, são particularmente difíceis de crescer pelo método rotineiro e o laboratório deve estar atento para a possibilidade de este agente ser o patógeno da EI.
2. Alguns estreptococos nutricionalmente exigentes podem ser responsáveis por cerca de 5% dos episódios de endocardite e necessitam de meio de cultura suplementado com cloridrato de piridoxina ou cisteína.
3. *Brucella* spp. e *Legionella* spp.: outras bactérias incomuns podem ser causa de endocardite e resultam de hemoculturas negativas que incluem espécies de *Brucella*, cujo diagnóstico é geralmente suspeitado com os dados epidemiológicos. A *Legionella*, causa incomum da endocardite com cultura negativa, tem ocorrido quase que exclusivamente em pacientes com próteses valvares. O isolamento desses agentes requer cultura com meios especiais ou o diagnóstico é feito por meio de testes sorológicos.
4. Fungos: a endocardite fúngica por espécies *Mucor, Aspergillus, Histoplasma* são raras, mas geralmente causam endocardite, muitas vezes do lado direito, e são mais frequentes em usuários de drogas injetáveis ou em pacientes com próteses valvares. Vegetações são geralmente grandes, e as principais complicações são as embólicas.
5. *Coxiella burnetii* pode causar febre Q e endocardite em pacientes que tenham inalado material infectado de animais domésticos. As hemoculturas são negativas e o diagnóstico é feito por meio de testes sorológicos.

6. *Chlamydia psittaci*. Shapiro et al. relataram um caso particularmente bem documentado de EI por *Chlamydia psittaci*. Culturas de sangue e de espécimes da faringe foram positivos, e clamídia foi demonstrada em tecido por imunofluorescência[21].
7. *Bartonella* spp. são bacilos gram-negativos fastidiosos recentemente reconhecidos como importantes agentes de EI com culturas negativas. Sete diferentes espécies de *Bartonella* são conhecidas como causa de EI, *B. henselae*, *B. quintana*, *B. elizabethae*, *B. vinsonii* subsp. *berkhoffii*, *B. vinsonii* subsp. *arupensis*, *B. kohlerae* e *B. alsatica*. O diagnóstico geralmente é feito por métodos moleculares, a *polymerase chain reaction* (PCR)[22].

Válvulas cardíacas ressecadas de pacientes com endocardite cujas culturas foram negativas, disponibilizadas no momento da cirurgia, são utilizadas cada vez mais para avaliações técnicas moleculares para determinar o agente etiológico. Estudos utilizam amplificação do gene 16S rRNA seguido da detecção de organismos raros que geralmente não são cultiváveis.

REFERÊNCIAS BIBLIOGRÁFICAS

1. Guidelines on the prevention, diagnosis, and treatment of infective endocarditis (new version 2009). Eur Heart J 2009;30: 2369.
2. Tleyjeh IM, Abdel-Latif A, Rahbi H, Scott CG, Bailey KR, Steckelberg JM, et al. A systematic review of population-ba 2004 Jan 10;363(9403):139-49 sed studies of infective endocarditis. Chest 2007;132:1025.
3. Moreillon P, Overholser CD, Malinverni R, Bille J, Glauser MP. Predictors of endocarditis in isolates from cultures of blood following dental extractions in rats with periodontal disease. J Infect Dis 1988;157:990.
4. Moreillon P, Que YA. Infective endocarditis. Lancet 2004;363:139.
5. Letaief A, et al. Epidemiology of infective endocarditis in Tunisia: a 10-year multicenter retrospective study. Int J Infect Dis 2007;11:230.
6. Cabell CH Jr, et al. Changing patient characteristics and the effect on mortality in endocarditis. Arch Intern Med 2002;162:90.
7. Fowler VG Jr, et al. Staphylococcus aureus endocarditis: a consequence of medical progress. JAMA 2005;293:3012.
8. Nkomo VT. Epidemiology and prevention of valvular heart diseases and infective endocarditis in Africa. Heart 2007;93:1510.
9. Baron EJ, Weinstein MP, Dunne WM Jr., Yagupsky P, Welch DF, Wilson DM. Cumitech 1C Blood Cultures IV. ASM Press, Washington DC, 2005.
10. Fournier P-E, et al. Comprehensive diagnostic strategy for blood culture-negative endocarditis: a prospective study of 819 new cases. Clin Infect Dis 2010;51(2):131.
11. Anderson ET, Young LS, Hewitt WL. Simultaneous antibiotic levels in "breakthrough" gram-negative rod bacteremia. Am J Med 1976; 61:493.

12. Strom BL, Abrutyn E, Berlin JA, Kinman JL, Feldman RS, Stolley PD, et al. Dental and cardiac risk factors for infective endocarditis. A population-based, case-control study. Ann Intern Med 1998;129:761.
13. Cockerill FR 3rd, Wilson JW, Vetter EA, Goodman KM, Torgerson CA, Harmsen WS, et al. Optimal testing parameters for blood cultures. J Clin Infect Dis 2004;38(12):1724.
14. Clinical and Laboratory Standart Institute (CLSI). Principles e Procedures for Blood Cultures; Approved Guideline. CLSI document M47-A. Clinical and Laboratory Standart Institute, Wayne, Pensylvania, USA; 2007.
15. Kellog JA, Manzella JP, Bankert DA. Frequency of low-level bacteremia in children frombirth to fifteen years of age. J Clin Microbiol 2000;38:2181.
16. Kim N-H, et al. Effect of routine Sterile Gloving on Contamination Rates in Blood Culture. Ann Inter Med 2011;154:145.
17. Bennet IL Jr, Beeson PB. Bacteremia: a consideration of the experimental and clinical aspects. Yale J Biol Med 1954;26:241. Citado pelo Cumitech – Blood Cultures IV, 2005.
18. Thomson RB Jr, Evans BL, Sourtheland JL. Collecting blood for culture. Generalist Microbiology Tech Sample N° G-1. American Society of Pathologists, Northfield; 1991.
19. Li JS, Sexton DJ, Mick N, Nettles R, Fowler VG Jr, Ryan T, et al. Proposed modifications to the Duke criteria for the diagnosis of infective endocarditis. Clin Infect Dis 2000;30:633.
20. Riedel S, Bourbeau P, Swartz B, Brecher S, Carroll KC, Stamper PD, et al. The timing of specimen collection for blood cultures in febrile patients with bacteremia. J Clin Microbiol 2008;46:1381.
21. Shapiro DS, et al. Brief report: *Chlamydia psittaci* endocarditis diagnosed by blood culture. N Engl J Med 1992;326:1192.
22. Dreier J, Vollmer T, Freytag CC, Bäumer D, Körfer R, Kleesiek K. Culture-negative infectious endocarditis caused by *Bartonella* spp.: 2 case reports and a review of the literature. Diagn Microbiol Infect Dis 2008;61:476.
23. Seifert H, Oltmanns D, Becker K, Wisplinghoff H, von Eiff C. *Staphylococcus lugdunensis* pacemaker-related infection. Emerg Infect Dis 2005;11:1283.

10
Anticoagulação no Cardiopata

JOÃO CARLOS DE CAMPOS GUERRA
CAROLINA KASSAB WROCLAWSKI

Pacientes cardiopatas frequentemente necessitam de anticoagulação perene. As indicações mais comuns para anticoagulação a longo prazo nesses pacientes são prótese valvar metálica, fibrilação atrial, doença valvar mitral grave, trombo em ventrículo esquerdo e prevenção secundária após embolia sistêmica em paciente com doença reumática valvar[1]. Nessas condições, o uso de terapia anticoagulante com antagonistas da vitamina K (cumarínicos) mostrou redução do risco relativo de tromboembolismo de até 8% ao ano[1].

A fibrilação atrial (FA) é uma arritmia prevalente na população idosa, atingindo até 15% da população acima de 65 anos de idade. Calcula-se que a FA crônica seja responsável por um a cada seis acidentes vasculares cerebrais isquêmicos (AVCi). Quando associada a outros fatores de risco, como prótese valvar mecânica, disfunção ventricular esquerda, coronariopatia, *diabetes mellitus* e história prévia de evento tromboembólico, aumenta o risco de AVCi em até 17 vezes. Esse risco foi reduzido em 64% com o uso da warfarina[2].

Na cardiopatia isquêmica, as principais indicações do uso de anticoagulantes são a prevenção secundária da doença arterial coronariana, o tratamento do infarto agudo do miocárdio e a prevenção de embolia sistêmica. Em pacientes com infarto agudo do miocárdio (IAM) prévio, recomenda-se a anticoagulação por via oral para a prevenção do AVC quando houver fibrilação atrial associada, fração de ejeção menor que 20% e história prévia de AVC embólico.

Prevenção primária de infarto agudo do miocárdio em pacientes de alto risco, calcificação mitral anular, ateromas aórticos ou prótese valvar biológica nos meses iniciais seriam também indicações adicionais controversas[1]. Portadores de *stent* coronariano têm recomendação de uso crônico de antiagregantes plaquetários.

Entretanto, sabemos que sangramento é uma complicação de terapia anticoagulante que pode ocorrer em até 5% dos pacientes com síndrome coronariana aguda, por exemplo. Fatores que aumentam o risco são: idade, declínio da função renal, declínio da função cognitiva e infarto agudo do miocárdio recente[3]. Esses fatos tornam imperativo que pacientes cardiopatas em anticoagulação sejam monitorizados constantemente.

Além disso, estudos recentes sugerem que o uso crônico de antagonistas da vitamina K em pacientes de meia-idade estaria associado ao aumento das calcificações vasculares por meio do mecanismo postulado de bloqueio da carboxilação da proteína Matrix G1a (MGP) pelos antagonistas da vitamina K[4]. Embora o estudo tenha algumas limitações, o risco-benefício da anticoagulação a longo prazo deve ser sempre discutido entre o médico, o paciente e sua família.

As contraindicações mais importantes ao uso de anticoagulantes são hipertensão arterial crônica não controlada (maior que 180 × 100mmHg), sangramento ativo ou história de sangramento importante, úlcera péptica ativa, AVC hemorrágico recente, trombocitopenia < 50.000 ou disfunção plaquetária, alcoolismo, quedas frequentes e cirurgia ou procedimento invasivo programado. Caso o paciente seja portador de demência ou déficit cognitivo grave, deve-se avaliar se há um cuidador ou familiar responsável capaz de ministrar a dose adequadamente e fazer o acompanhamento médico-laboratorial de forma correta.

QUE AGENTE ANTICOAGULANTE ESCOLHER?

Na prática clínica diária, o anticoagulante mais usado é a warfarina, cumarínico antagonista da vitamina K. É uma medicação de baixo custo e amplamente utilizada no mundo todo.

Deve-se iniciar terapia com a administração de warfarina 5mg ao dia, até atingir a razão de normatização internacional (INR) desejada. A reavaliação do INR faz-se no mínimo após três doses. Se a anticoagulação for excessiva, na reavaliação devem-se considerar condições que causem elevação rápida do INR e diminuir a dose. Caso o valor se encontre abaixo do nível terapêutico, utilizar a dose anterior acrescida de 10%, que deverá aumentar o INR em 0,7 a 0,8 e monitorizar semanalmente.

Na fase aguda do evento tromboembólico, utiliza-se a heparina não fracionada (HNF) e heparina de baixo peso molecular (HBPM). Inicia-se heparina não fracionada com dose inicial em bolo de 80μ/kg seguida de infusão contínua de 18μ/kg/h, para manter o TTPa em 1,5 a 2 vezes o normal, conforme tabela validada pela instituição. Quando um paciente é submetido a tratamento com heparina, é fundamental a monitorização da contagem das plaquetas pelo risco de trombocitopenia induzida pela heparina (HIT). A HNF possui antídoto eficaz, o cloridrato de protamina.

As HBPM estão disponíveis comercialmente na forma de enoxaparina, dalteparina e nadroparina. A mais utilizada em nosso meio é a enoxaparina; frequentemente prescrita na dose profilática de 40mg ao dia, variando conforme o peso do paciente; ou na dose terapêutica de 1mg/kg/dia de 12/12 horas. Não há necessidade de monitorização laboratorial constante, mas em situações especiais, como gestantes, obesos, portadores de insuficiência renal, idosos e pacientes que tiveram evento tromboembólico na vigência de anticoagulação, é utilizada a dosagem laboratorial dos níveis de antifator Xa. Os dados de literatura são controversos com relação à eficácia da reversão do efeito anticoagulante pela protamina.

O fondaparinux (Aristra®) é um inibidor sintético e específico do fator X ativado (Xa), mediado pela antitrombina; assim inibe a formação de trombina e o desenvolvimento do trombo. A medicação não inativa diretamente a trombina (fator II ativado) nem possui efeito sobre as plaquetas. À dose de 2,5mg, o fondaparinux não afeta os testes de coagulação habituais, como tempo parcial de tromboplastina ativada (TTPa), tempo de coagulação ativado (TCA) ou o tempo de protrombina (TP)/RNI, testes plasmáticos, nem a atividade fibrinolítica ou o tempo de sangramento; e não reage cruzadamente com o soro de pacientes com trombocitopenia heparina-induzida. Não existe medicação disponível, até o momento, para reverter o efeito anticoagulante.

O dabigatrana etexilato (Pradaxa®), droga inibidora direta da trombina, foi recentemente aprovada pelo FDA para uso em pacientes com FA crônica sem doença valvar. Estudo com 18.113 pacientes mostrou que a dabigatrana na dose de 150mg por dia é mais efetiva do que a warfarina na prevenção de AVCi e embolia sistêmica, com taxa de sangramento similar[2]. Na dosagem de 110mg, as taxas de sangramentos são menores. Além disso, a dabigatrana não necessita de monitorização laboratorial frequente. As desvantagens dessa droga são seu alto custo e, até o momento, a ausência de antídotos.

A rivaroxabana (Xarelto®) é um inibidor direto do fator Xa, até o momento aprovada apenas para profilaxia de trombose venosa profunda em pacientes que serão submetidos à artroplastia de quadril e joelho. Nos EUA, seu uso está em aprovação para outras indicações. Assim como o inibidor de trombina, são drogas de alto custo, sem uma medicação específica que reverta seu efeito anticoagulante.

Quanto aos antiagregantes plaquetários, os mais usados são o ácido acetilsalicílico (AAS), que diminui a produção do tromboxano A_2 através da inibição irreversível da COX-1[5], e o clopidogrel, tienopiridina que inibe a agregação plaquetária ADP-induzida. Também pode ser usado para antiagregação o dipiridamol, derivado da pirimidopirimidina com propriedades antiagregantes e vasodilatadoras.

As principais indicações cardiovasculares dos antiagreagantes plaquetários estão resumidas no quadro 10.1.

Quadro 10.1 – Situações em que a aspirina mostrou ser efetiva e dose mínima efetiva[5].

Indicação	Dose mínima efetiva (mg)
Ataque isquêmico transitório e AVCi	50
Indivíduos com alto risco cardiovascular	75
Hipertensão arterial sistêmica	75
Angina estável	75
Angina instável	75
Estenose carotídea grave	75
Policitemia vera	100
IAM	160
Fase aguda do AVCi	160

Os antiagregantes plaquetários podem ser usados isoladamente ou em associação para pacientes de alto risco e portadores de *stent*. Pode-se avaliar a ação dessas drogas por meio da curva de agregação plaquetária, porém a indicação desse exame ainda permanece controversa.

EXAMES LABORATORIAIS PARA MONITORIZAÇÃO E AVALIAÇÃO DE RISCO EM PACIENTES CARDIOPATAS

TEMPO DE PROTROMBINA (TP)

Nesse exame, a coagulação é iniciada pelo plasma citratado recalcificado do paciente na presença de tromboplastina (fator tecidual). A partir daí, mede-se o tempo em segundos da formação do coágulo de fibrina, detectado por métodos visual, ópticos ou eletromecânicos[6]. Estando os fatores vitamina K dependentes inativos, o tempo vai prolongar-se.

Avalia os fatores tecidual, VII, II (protrombina), V, X e fibrinogênio. É utilizado para monitorizar pacientes em uso crônico de antagonistas da vitamina K.

O efeito anticoagulante dos antagonistas da vitamina K (warfarina, coumadina) é mediado pela inibição da gamacarboxilação dos fatores vitamina K dependentes II, VII, IX e X, proteínas C e S, que vai resultar na síntese de formas biologicamente detectáveis, porém inativas dessas proteínas[7].

O sucesso da terapia com antagonistas da vitamina K depende da confiabilidade da medição em laboratório para o ajuste correto de dose. A adoção do sistema de RNI e a calibragem local dos reagentes e instrumentos de medição geraram uma padronização mundial dos valores-alvo para anticoagulação e fez com que esses valores pudessem ser equiparados em diferentes centros e aplicados à pesquisa clínica[8].

É preconizado que, antes de iniciar a terapia, dose-se o RNI basal do paciente. O exame de TP/RNI deve ser feito preferencialmente sempre no mesmo laboratório, pois existem variações da sensibilidade do substrato (tromboplastina) utilizado para a realização do exame e os resultados podem variar.

O nível de RNI dever ser mantido entre 2 e 3 para a maioria das situações clínicas em que se indica anticoagulação em pacientes cardiopatas, com exceção da síndrome anticorpo antifosfolipídio, quando se recomenda manter o valor entre 3,0 e 4,0.

TEMPO DE TROMBOPLASTINA PARCIAL ATIVADA (TTPa)

Tempo de coagulação do plasma recalcificado após incubação com material particulado de carga negativa (sílica, caolim) para iniciar a ativação, por contato, dos fatores XII e XI e adição de fosfolipídios para substituir a ausência das plaquetas (fator plaquetário 3). Detecta anormalidades na via comum e na via intrínseca da coagulação (fatores XII, XI, IX, VIII, X, II e fibrinogênio).

É usado na monitorização terapêutica de pacientes que recebem heparina não fracionada por via intravenosa.

A heparina não fracionada (HNF) é uma mistura heterogênea de glicosaminaglicanas que se ligam à antitrombina via pentassacarídeos, catalisando a inativação da trombina e de outros fatores da coagulação[9]. A HNF também pode ligar-se às células endoteliais, fator plaquetário 4 e plaquetas, gerando propriedades farmacocinéticas de difícil previsão.

O TTPa é o método mais comumente utilizado para monitorizar a resposta anticoagulante da heparina. A primeira medida deve ser feita 6 horas após o bolo inicial de HNF e a dose por via intravenosa contínua deve ser ajustada conforme o resultado.

Nos anos 1970, um valor de TTPa entre 1,5 e 2,5 vezes o controle normal mostrou reduzir o risco de tromboembolismo recorrente. Entretanto, os instrumentos de medição mudaram nos últimos anos e atualmente há cerca de 300 métodos laboratoriais diferentes de medição, o que resulta em variação ampla entre a avaliação de resposta à heparina pelos diferentes laboratórios, portanto o valor mínimo de 1,5 pode levar à administração de doses subterapêuticas de heparina[10].

Esses problemas na padronização do TTPa foram mostrados em revisão publicada em 2003[11] que avaliou a qualidade da administração da heparina em estudos clínicos que compararam heparina e HBPM para o tratamento de trombose venosa profunda (TVP). Dezesseis estudos preencheram critérios de inclusão, porém destes só três utilizaram os dados do quadro 10.2 para fazer o ajuste da dose do TTPa. Onze estudos utilizaram o valor de faixa terapêutica de 1,5 vez o controle normal, que invariavelmente estava associado com níveis subterapêuticos de heparina, o que foi demonstrado quando reagentes mais modernos foram utilizados. Devido a essas evidências, o *College of American Pathologists*[12] e o *American College of Chest Physicians* recomendam que o ajuste do TTPa seja feito individualmente em cada instituição hospitalar. Cada instituição deve determinar o

Quadro 10.2 – Protocolo para ajuste de dose de heparina conforme peso e TTPa em segundos[9].

TTPa (s)	Dose
Dose inicial	80U/kg em bolo, depois 18U/kg/h
< 35s	80U/kg em bolo, depois 4U/kg/h
35-45s	40U/kg em bolo, depois 2U/kg/h
46-70s*	Faixa terapêutica
71-90s	Diminuir velocidade de infusão em 2U/kg/h
> 90s	Parar infusão por 1 hora e depois diminuir em 3U/kg/h

*Faixa terapêutica de TTPa de 46 a 70s corresponde a atividade antifator Xa de 0,3 a 0,7U/mL e deve ser adaptada individualmente em cada instituição.

valor de TTPa que corresponda a níveis terapêuticos de heparina, o que corresponde a 0,3 a 0,7UI/mL de antifator Xa para o tratamento de TVP e de 0,6UI/mL para o tratamento de coronariopatias agudas.

RESISTÊNCIA À HEPARINA

Existem pacientes que requerem doses excessivamente altas de heparina para alcançar o valor terapêutico do TTPa. Nesses casos, o termo "resistência à heparina" é utilizado. Deficiência de antitrombina, aumento do *clearance* de heparina, elevações nos níveis de fator VIII e de fibrinogênio[12] foram identificados como mecanismos dessa resistência. A nitroglicerina e a aprotinina são drogas que também podem levar à resistência à heparina, embora a associação com a nitroglicerina ainda seja controversa. Nos pacientes em que se suspeita de resistência à heparina, sugere-se dosar o nível de fator Xa para que se mantenha entre 0,35 e 0,7UI/mL, evitando falha terapêutica na anticoagulação.

TEMPO DE TROMBINA (TT)

Avalia o estágio final da coagulação, a transformação de fibrinogênio em fibrina. É o tempo requerido para a coagulação do plasma após a adição de diferentes concentrações de trombina.

Pode ser utilizado na monitorização do paciente anticoagulado com heparina, pois quanto maior a concentração de trombina exigida para se obter um tempo razoável de coagulação, maior a quantidade de heparina circulante. Cabe ressaltar que nesse caso deve haver calibração prévia pelo laboratório do teste com adição *in vitro* de concentrações sequenciais de heparina. Também é útil quando se usa os inibidores diretos de trombina, como a dabigatrana.

O tempo de trombina também se altera com a ação inibidora dos produtos de degradação de fibrina (PDFs) e nos casos de hipofibrinogenemia (< 100mg/dL), disfibrinogenemia ou hiperfibrinogenemia (> 400mg/dL).

ENSAIO CROMOGÊNICO DE ATIVIDADE ANTIFATOR Xa

Utilizado para mensurar a eficácia da anticoagulação com HBPM. Embora rotineiramente não seja indicada a utilização de exames laboratoriais para monitorizar o efeito anticoagulante da HPBM, em situações como obesidade e insuficiência renal esse controle é necessário[9].

Altos níveis de antifator Xa demonstraram ser inversamente proporcionais à propagação da trombose, mas o nível mínimo efetivo ainda permanece controverso, bem como os níveis que estariam relacionados ao risco de sangramento[13]. Um estudo publicado em 1991 realizado com a dalteparina mostrou que o risco de sangramento estaria associado a um nível de antifator X igual ou maior que 0,8μ/ml[14]. Entretanto, outros estudos não demonstraram essa correlação[15]. Um trabalho prospectivo comparou pacientes que receberam dalteparina e monitorizaram nível de antifator Xa, ajustando a dose conforme o resultado, com pacientes que não monitorizaram e receberam doses fixas de acordo com o peso, e concluiu que para pacientes com índice de massa corporal adequado não é necessário monitorização[16].

Pacientes obesos e com insuficiência renal, porém, apresentam maior risco de "overdose" quando o ajuste da dose é feito somente pelo peso. Nesses pacientes, e naqueles com suspeita de resistência à heparina, deve ser colhida a dosagem de antifator Xa 4 horas após a injeção de HBPM por via subcutânea, quando a atividade antifator Xa tem seu pico[17], objetivando nível entre 0,35 e 0,7UI/mL.

FATOR VIII

Existe correlação entre níveis altos de fator VIII, doença tromboembólica arterial e venosa e risco cardiovascular[18], já demonstrada por dois grandes estudos populacionais[18,19]. Em trabalho que avaliou parentes de primeiro grau de pacientes com alto nível de fator VIII mostrou que os indivíduos que tinham este elevado apresentavam incidência três vezes maior de evento trombótico arterial do que aqueles com nível normal[20].

Medidas seriadas de fator VIII de pessoas com TVP demonstraram níveis persistentemente elevados de fator VIII, mesmo após a fase aguda do evento[21]. Pessoas idosas que têm TTPa encurtado e foram submetidas à dosagem de fator VIII também apresentaram maior risco de doença cardiovascular do que as que tinham o fator VIII normal. Entretanto, o benefício da solicitação da dosagem de fator VIII na prática clínica diária como medidor de risco de doença tromboembólica ainda não é bem estabelecido.

FIBRINOGÊNIO

Glicoproteína plasmática sintetizada primariamente pelos hepatócitos é o precursor da fibrina, produto final do sistema de coagulação. O fibrinogênio circula no plasma em um nível normal aproximado de 9μM (3g/L). Sua dosagem pode ser realizada pela forma quantitativa da proteína total (por precipitação) ou pela forma funcional, por meio do método de Clauss (cronométrico), que expressa a quantidade de fibrinogênio coagulável. A forma quantitativa não detecta situações em que há alterações de função ou integridade da molécula do fibrinogênio, portanto os dois métodos devem ser analisados em conjunto.

Níveis altos de fibrinogênio estão associados com risco aumentado de tromboembolismo venoso, principalmente em pacientes com mais de 45 anos de idade[22,23].

Variações genéticas do fibrinogênio, que é codificado em suas diferentes cadeias por três diferentes genes: fibrinogênio alfa (FGA), fibrinogênio beta (FGB) e fibrinogênio gama (FGG), no cromossomo 4q31.3, também parecem aumentar esse risco, principalmente em pessoas homozigotas para o gene FGG-H2, que têm níveis mais baixos de fibrinogênio γ' e razão de fibrinogênio γ' para fibrinogênio total menor[24].

D-DÍMERO

O D-dímero origina-se da formação e lise da fibrina e reflete a ativação dos sistemas de coagulação e fibrinólise. Pode ser mensurado por técnica de aglutinação turbidométrica em látex, em que se consideram positivos valores superiores a 2μ/mL, ou pelo método ELISA, em que níveis acima de 500ng/mL FEU (unidade equivalente em fibrinogênio) são sugestivos de fibrinólise[25]. O método ELISA tem maior especificidade em pacientes sem comorbidades associadas e sua sensibilidade diminui em idosos e sintomáticos há mais de três dias.

A presença de fibrilação atrial eleva os níveis de D-dímero e o anticoagulante por via oral tende a reduzir estes valores. Entretanto, alguns pacientes mantêm, mesmo em vigência de anticoagulação adequada, níveis elevados desse marcador.

Estudo prospectivo observacional publicado em 2010[26] avaliou 269 pacientes com fibrilação atrial crônica ou paroxística, em uso de anticoagulante por via oral com warfarina. Os níveis de D-dímero foram dosados para avaliar a relação desse parâmetro com eventos cardiovasculares e tromboembólicos futuros. Vinte e três por cento dos pacientes tinham níveis elevados de D-dímero, e esse grupo apresentava maior prevalência de insuficiência cardíaca e de AVC prévio, características que se mostraram fatores de risco independentes para a elevação do nível sérico do D-dímero.

Os pacientes com elevação do D-dímero apresentaram aumento significativo da incidência de eventos tromboembólicos e de eventos cardiovasculares combinados. O D-dímero pode ser usado como marcador de risco em pacientes com fibrilação atrial em uso de anticoagulação oral com warfarina, mesmo naqueles que mantêm o INR em níveis adequados.

AGREGAÇÃO PLAQUETÁRIA

A agregação plaquetária avalia a formação de agregados de plaquetas após exposição a diferentes agentes agregantes fornecendo traçados de ondas equivalentes à propriedade física dessa agregação. Normalmente, utilizam-se como agentes agregantes a adenosina difosfato (ADP) em duas concentrações diferentes, a adrenalina e outros agentes como o colágeno e o ácido araquidônico. Esse exame tem sido utilizado para a verificação da eficácia de tratamentos com agentes antiagregantes, pois pode haver diferentes respostas individuais ao ácido acetilsalicílico, dipiridamol, ticlopidina. Também é útil para se verificar o eventual efeito antiagregante com o uso de drogas pouco conhecidas ou para avaliar o risco hemorrágico no pré-operatório de pacientes em uso de antiagregantes.

Entretanto, a importância clínica desse teste permanece controversa, pois não há evidência na literatura suficiente para comprovar que pacientes com a curva alterada têm desfecho cardiovascular pior, nem que embase a mudança da medicação com base no resultado do exame.

Um estudo publicado em 2003[27] avaliou com curva de agregação plaquetária 326 pacientes que recebiam aspirina e estimou que 5% desses pacientes seriam resistentes à medicação, conforme resultados da curva de agregação induzida pelo ADP e ácido araquidônico. O grupo aspirina resistente teve maior incidência de morte, IAM, AVCi. Mecanismos postulados de resistência à aspirina, como expressão transitória da COX-2 em plaquetas neoformadas, em situações de alto *turnover* medular, fontes extraplaquetárias de tromboxano A_2, como monócitos e macrófagos, ainda estão sendo estudados. A interação com anti-inflamatórios não hormonais, como o ibuprofeno e o naproxeno, também é prejudicial e deve ser evitada, devido à competição pelo mesmo local de ligação da COX.

A agregação plaquetária também pode ser realizada como marcador de risco cardiovascular antes de iniciar terapia dupla com antiagregantes. Um trabalho recente[28] avaliou 100 pacientes que recebiam terapia antiagregante dupla, realizando curva de agregação plaquetária nos pacientes antes de submetê-los à angioplastia e acompanhando-os para desfechos cardiovasculares por um ano. Os pacientes que apresentaram eventos isquêmicos tinham uma resposta exacerbada à agregação plaquetária com o ADP. Por esse resultado, o estudo conclui que testar a função plaquetária pode melhorar o desfecho clínico por identificar pacientes que têm alto risco e ajustar terapia antiagregante subsequente, seja aumentando a dose do agente antiagregante já utilizado, seja adicionando outro agente.

POLIMORFISMO GÊNICO E RESPOSTA À WARFARINA

A resposta individual à warfarina é sabidamente associada a fatores que incluem idade, peso, ingestão de alimentos ricos em vitamina K, doenças associadas, interações medicamentosas e variações genéticas.

Na população caucasiana, 30 a 40% da variação de resposta à warfarina pode ser atribuída a polimorfismos no gene CYP2C9, que codifica as isoenzimas hepáticas do citocromo P-450 2C9, responsável pelo *clearance* metabólico da warfarina, ou no gene VKORC1, do complexo vitamina K epoxidorredutase.

Variações alélicas no CYP2C9 e VKORC1 são comuns, e mais de dois terços da população caucasiana e de 90% dos asiáticos vão apresentar alguma variação[29]. Esses indivíduos em geral vão necessitar de doses menores de warfarina para alcançar INR em nível terapêutico e de mais tempo para estabilizar a dose, além de terem risco de sangramento potencialmente maior. Por isso, estabeleceram-se algoritmos baseados nos testes genéticos para início de tratamento com warfarina.

Entretanto, uma revisão sistemática publicada em 2009 encontrou na literatura poucas evidências de estudos bem desenhados e com poder estatístico suficiente que suportem a hipótese de que iniciar o cumarínico guiado pelos testes genéticos diminua o risco de sangramento. Porém, a literatura suporta a hipótese de que o tempo necessário para atingir a dose estável da medicação esteja diminuído e que pacientes que já apresentaram uma vez sangramento excessivo com baixas doses devam ser testados[30].

REFERÊNCIAS BIBLIOGRÁFICAS

1. Schulman S. Care of patients receiving long-term anticoagulant therapy. N Engl J Med 2003;349:675-83.
2. Connolly SJ, Ezekowitz MD, Yusuf S, Eikelboom J, Oldgren J, Parekh A, et al. Dabigatran versus warfarin in patients with atrial fibrillation. N Engl J Med 2009;361:1139-51.

3. Beyth RJ, Quinn LM, Landefeld CS. Prospective evaluation of an index for predicting the risk of major bleeding in outpatients treated with warfarin. Am J Med 1998;105:91.
4. Rennenberg RJMW, Varik BJV, Schurgers LJ, Hamulyak K, Cate H, Leiner T, et al. Chronic coumarin treatment is associated with increased extracoronary arterial calcification in humans. Blood 2010;115:5121-3.
5. Patrono C, Baigent C, Hirsh J, Roth G. Antiplatelets drugs: American College of Chest Physicians Evidence-Based Clinical Practice Guidelines (8th ed). Chest 2008;199: 233S.
6. Tripodi A, Chantarangkul V, Mannucci PM. Acquired coagulation disorders: revisited using global coagulation/anticoagulation testing. Br J Haematol 2009;147:77.
7. Ansell J, Hirsh J, Hylek E. Pharmacology and management of the vitamin K antagonists: American College of Chest Physicians Evidence-Based Clinical Practice Guidelines (8th ed). Chest 2008;133:160S.
8. Hirsh J, Poller L. The international normalized ratio. A guide to understanding and correcting its problems. Arch Intern Med 1994;154:282.
9. Hirsh J, Raschke R. Heparin and low-molecular-weight heparin: The Seventh ACCP Conference on Antithrombotic and Thrombolytic Therapy. Chest 2004;126;188S-203S.
10. Basu D, Gallus A, Hirsh J. A prospective study of the value of monitoring heparin treatment with the activated partial thromboplastin time. N Engl J Med 1972; 287:324-7.
11. Raschke R, Hirsh J, Guidry J. Suboptimal monitoring and dosing of unfractionated heparin in comparative studies with low-molecular-weight heparin. Ann Intern Med 2003;138:720-3.
12. Olson JD, Arkin CF, Brandt JT. College of American Pathologists Conference XXXI on laboratory monitoring of anticoagulant therapy: laboratory monitoring of unfractionated heparin therapy. Arch Pathol Lab Med 1998;122:782-98.
13. Alhenc-Gelas M, Jestin-Le Guernic C, Vitoux JF, et al. Adjusted versus fixed doses of the low-molecular-weight heparin Fragmin in the treatment of deep vein thrombosis.Thromb Haemost 1994;71:698-702.
14. Nieuwenhuis HK, Albada J, Banga JD. Identification of risk factors for bleeding during treatment of acute venous thromboembolism with heparin or low molecular weight heparin. Blood 1991;78:2337-43.
15. Bara L, Leizorovicz A, Picolet H. Correlation between anti-Xa and occurrence of thrombosis and haemorrhage in postsurgical patients treated with either Logiparin or unfractionated heparin. Thromb Res 1986;56:202-6.
16. Alhenc-Gelas M, Le Guernic J, Vitoux JF. Adjusted versus fixed doses of the low-molecular weight heparin Fragmin in the treatment of deep vein thrombosis. Thromb Haemost 1994;71:698-702.
17. Boneu B, de Moerloose P. How and when to monitor a patient treated with low molecular weight heparin. Semin Thromb Hemost 2001;27:519-22.
18. Folsom AR, Wu KK, Shahar E, Davis CE. Association of hemostatic variables with prevalent cardiovascular disease and asymptomatic carotid artery atherosclerosis. The Atherosclerosis Risk in Communities (ARIC) Study Investigators. Arterioscler Thromb 1993;13:1829-36.
19. Zakai NA, Katz R, Jenny NS, et al. Inflammation and hemostasis biomarkers and cardiovascular risk in the elderly: the Cardiovascular Health Study. J Thromb Haemost 2007;5:1128-35.
20. Bank I, Libourel EJ, Middeldorp S, et al. Elevated levels of FVIII:C within families are associated with an increased risk for venous and arterial thrombosis. J Thromb Haemost 2004;3:79-84.

21. O'Donnell J, Mumford AD, Manning RA, Laffan M. Elevation of factor VIII:C in venous thromboembolism is persistent and independent of the acute phase response. Thromb Haemost 2000;83:10-3.
22. Green D. Risk of future arterial cardiovascular events in patients with idiopathic venous thromboembolism. Hematology Am Soc Hematol Educ Program 2009;1:259-66.
23. Van Hylckama Vlieg A, Rosendaal FR. High levels of fibrinogen are associated with the risk of deep venous thrombosis mainly in the elderly. J Thromb Haemost 2003;1:2677-8.
24. De Willige SU, de Visser MCH, Houwing-Duistermaat JJ, Rosendaal FR, Vos HL, Bertina RM. Genetic variation in the fibrinogen gamma gene increases the risk for deep venous thrombosis by reducing plasma fibrinogen γ' levels. Blood 2005;106:4176-83.
25. Segal JB, Eng J, Tamariz, LJ, Bass EB. Review of the evidence on diagnosis of deep venous thrombosis and pulmonary embolism. Ann Fam Med 2007;5:63-73.
26. Sadanaga T, Sadanaga M, Ogawa S. Evidence that D-dimer levels predict subsequent thromboembolic and cardiovascular events in patients with atrial fibrillation during oral anticoagulant therapy. JACC 2010:55;2225-31.
27. Gum P, Kottke-Marchant K, Welsh P. A prospective, blinded determination of the natural history of aspirin resistance among stable patients with cardiovascular disease. J Am Coll Cardiol 2003;41:961-5.
28. Bliden KP, DiChiara J, Tantry US, Bassi AK, Chaganti SK, Gurbel, PA. Increased risk in patients with high platelet aggregation receiving chronic clopidogrel therapy undergoing percutaneous coronary intervention: Is the current antiplatelet therapy adequate? J Am Coll Cardiol 2006;49:658-68.
29. Bodin L, Verstuyft C, Tregouet DA, et al. Cytochrome P450 2C9 (CYP2C9) and vitamin K epoxide reductase (VKORC1) genotypes as determinants of acenocoumarol sensitivity. Blood 2005;106(1):135-40.
30. Kangelaris KN, Bent S, Nussbaum RL, Garcia DA, Tice JA. Genetic testing before anticoagulation? A systematic review of pharmacogenetic dosing of warfarin. J Gen Intern Med 2009;24(5):656-64.